Mudita Verma
N. Meena

Material e aplicações da cerâmica dentária

Mudita Verma
N. Meena

Material e aplicações da cerâmica dentária

ScienciaScripts

Imprint

Cover image: www.ingimage.com

This book is a translation from the original published under ISBN 978-3-659-85221-3.

Publisher:
Sciencia Scripts
is a trademark of
Dodo Books Indian Ocean Ltd. and OmniScriptum S.R.L publishing group

120 High Road, East Finchley, London, N2 9ED, United Kingdom
Str. Armeneasca 28/1, office 1, Chisinau MD-2012, Republic of Moldova, Europe
Printed at: see last page
ISBN: 978-620-8-35896-9

ÍNDICE

INTRODUÇÃO

A cerâmica dentária é o material de substituição de aparência mais natural para a substância dentária em falta, disponível numa gama de tonalidades e translucidez para obter resultados realistas.

São atractivas devido à sua biocompatibilidade, estabilidade a longo prazo, durabilidade química, resistência ao desgaste e capacidade de serem moldadas em formas precisas[1] . O campo da cerâmica dentária evoluiu rapidamente nas últimas três décadas e prevêem-se novos desenvolvimentos num futuro próximo.

A palavra cerâmica deriva da palavra grega "keramos", que significa literalmente "material queimado", mas que passou a significar mais especificamente um material produzido por queima ou cozedura.

DEFINIÇÕES

Cerâmica - Material terroso, geralmente de natureza silicatada, que pode ser definido como "uma combinação de um ou mais metais com um elemento não metálico, geralmente oxigénio"[2] .

Cerâmica dentária - Composto inorgânico com propriedades não metálicas, tipicamente constituído por oxigénio e um ou mais elementos metálicos ou semi-metálicos (por exemplo: Al, Ca, Li, Mg, K, Si, Na, Sn, Ti, Zr) que é formulado para produzir a totalidade ou parte de uma prótese à base de cerâmica .[1]

Cerâmicas dentárias - são materiais inorgânicos não metálicos que contêm principalmente compostos de um ou mais óxidos, boretos, carbonetos e nitretos metálicos ou não metálicos, bem como misturas complexas destes materiais[3].

CERÂMICA v/s PORCELANA [3]

Cerâmica é um termo mais generalizado para qualquer procedimento feito de um material inorgânico não metálico processado por cozedura a alta temperatura.

Porcelana é um termo mais restritivo utilizado para um tipo específico de cerâmica, composto por caulino, quartzo e feldspato que, quando cozido a alta temperatura, dá um acabamento vítreo e translúcido e é menos poroso do que a cerâmica comum.

Faiança: Os primeiros objectos de cerâmica fabricados pelo homem foram os potes de barro utilizados para fins domésticos, constituídos principalmente por caulino e cozidos a baixas temperaturas. O material era opaco, relativamente fraco e poroso, pelo que não era adequado para armazenar quaisquer líquidos.

Grés: O vidrado da superfície da cerâmica e a utilização de temperaturas elevadas nos fornos durante o processo de sinterização resultaram numa cerâmica mais forte e mais impermeável, geralmente conhecida como grés (que surgiu na China por volta de 100 a.C.). Por exemplo, a louça de barro (cerâmica) e o grés continuam a ser fabricados a partir de argilas impuras, areia e minerais de feldspato, e são cozidos em fornos chamados fornos.

A louça branca (porcelana cozida/porcelana tradicional): Foi desenvolvida na China (cerca de 1000 d.C.) por oleiros e ceramistas que eram famosos pelos seus vidrados coloridos. Este tipo específico de cerâmica (amplamente utilizado durante quase 3000 anos) era composto por três minerais naturais: Argila branca pura, Quartzo e Feldspato e cozinhada a temperaturas muito elevadas. Quando estes três ingredientes são pulverizados, misturados, moldados e cozidos, formam o que é conhecido como louça branca (assim chamada porque a sua cor é branca depois de cozida).

A porcelana verdadeira, de aspeto translúcido, vítreo e basicamente branco, é um tipo de cerâmica formada por um tipo específico de argila, quartzo ou substitutos do quartzo.

As cerâmicas, desde as porcelanas ou faianças mais finas, são compostas essencialmente pelos mesmos materiais, sendo a principal diferença a proporção dos ingredientes primários (como o feldspato, a sílica e o caulino/argila) e os processos de cozedura (temperatura, método, etc.). Outros compostos como a potassa, a soda ou a cal são frequentemente adicionados para conferir propriedades especiais.

A porcelana dentária é o termo utilizado para as restaurações metalo-cerâmicas, enquanto a cerâmica dentária é utilizada para as restaurações totalmente cerâmicas sem metal. No entanto, muitas vezes, são utilizados indistintamente.

HISTÓRIA

A produção de porcelana é atribuída aos chineses já no ano 1000 d.C. (Jones, 1985). Apesar dos repetidos esforços, os artesãos europeus não conseguiram desvendar os segredos da tecnologia cerâmica chinesa.

No século X d.C., a tecnologia da cerâmica na China tinha avançado a tal ponto que era possível produzir:

Uma cerâmica tão branca que só era comparável à neve,

tão forte que os vasos necessitavam de paredes com apenas 2-3 mm de espessura e, consequentemente, a luz podia atravessá-la.

A estrutura interna era tão contínua que um prato, se fosse ligeiramente batido, soaria como um sino.

Isto é porcelana!

Com o crescimento do comércio com o Extremo Oriente, este material infinitamente superior chegou à Europa, vindo da China, durante o século XVII.[th] A indústria oleira europeia esforçou-se por imitar a porcelana chinesa.

Foram feitas imitações passáveis utilizando óxido de estanho como esmalte (produzindo o aspeto branco da porcelana), mas reproduzir a translucidez da porcelana chinesa foi considerado uma tarefa impossível.

Por exemplo, Meissen, na Alemanha, em 1708, conseguiu produzir aquilo a que chamavam **"porcelana branca",** mas o seu produto assemelhava-se mais ao grés do norte da China. O material utilizado para fabricar a porcelana deve permanecer ou tornar-se branco aquando da cozedura e deve ser tão resistente que permita produzir recipientes com paredes de espessura inferior a 3 mm. Mesmo a porcelana aparece opaca, se o produto tiver de ser fabricado com paredes de espessura superior a 3 mm.

Assim, as principais diferenças entre o grés e a porcelana são o facto de a porcelana ser branca e poder ser fabricada em secções tão finas que parece translúcida. O grés pode ser fabricado de forma a parecer branco, mas tem de ser utilizado numa espessura tal que é invariavelmente opaco.

Esta situação manteve-se durante algum tempo, até que, em 1717, o segredo foi revelado na China por um missionário jesuíta, o Padre d'Entercolles. Este desempenhava o seu trabalho missionário numa localidade chamada King-te-Tching, que, na altura, era o centro da porcelana da China. Ao passar pelo meio das pessoas no seu local de trabalho, conseguiu obter amostras dos materiais utilizados. Enviou as amostras a um amigo francês, juntamente com uma descrição pormenorizada do fabrico da porcelana. As amostras e a descrição foram transmitidas a M. de Reamur, um cientista, que conseguiu identificar os componentes utilizados pelos chineses como caulino, sílica e feldspato.

No entanto, uma vez desvendado o mistério, não demorou muito para que novas porcelanas fossem desenvolvidas na Europa. Em pouco tempo, era possível fabricá-las em qualquer tonalidade e a sua translucidez conferia uma tal profundidade de cor que não tardou a reconhecer-se o potencial dentário deste material.

Historicamente, foram desenvolvidos três tipos básicos de materiais cerâmicos

Louça de barro:

- Queimado a temperaturas relativamente baixas e é relativamente poroso.

- Estes materiais eram cozinhados nos fornos mais antigos, capazes de atingir temperaturas até 900^C.

- Estes recipientes eram adequados para armazenar alimentos sólidos, mas não eram adequados para armazenar líquidos.

Grés:

- Surgiu na China em cerca de 100 a.C. e é cozido a uma temperatura mais elevada do que a faiança, o que resulta numa maior resistência e também torna o material impermeável à água.

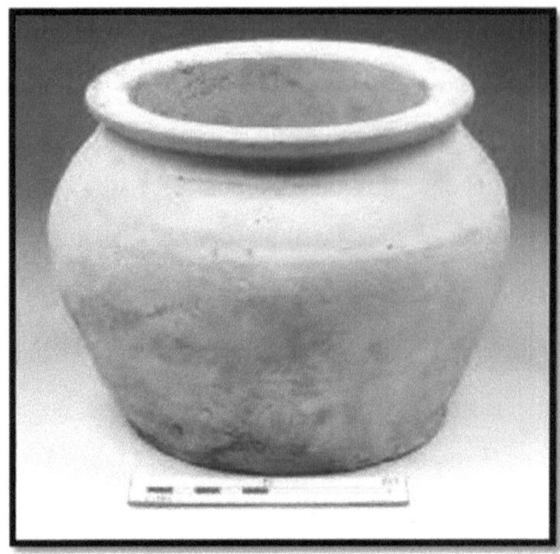

EARTHENWARE [figura-1]

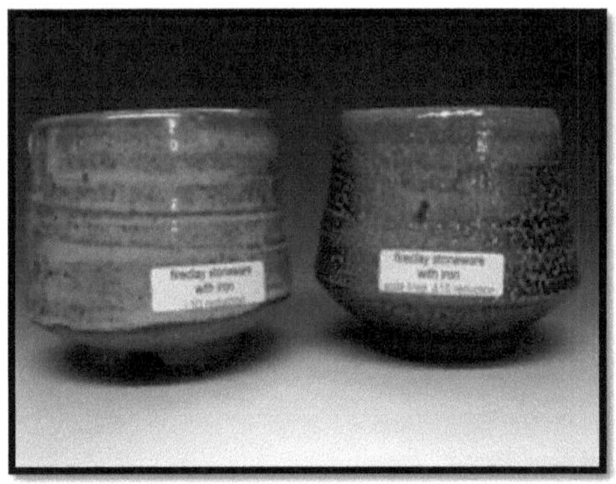

ARTEfactos de pedra [figura-2]

Porcelana chinesa:

❖ Surgiu na China por volta do ano 1000 d.C. Esta porcelana era muito mais resistente do que a faiança e o grés.

❖ Obtinha-se fundindo barro branco de porcelana com "pedra de porcelana" para produzir uma cerâmica.

1671: John Dwight concedeu a patente inglesa n.º 164 para porcelana transparente.

1708: primeiras experiências científicas de laboratório com material cerâmico.

Bottger já tinha desvendado o segredo do fabrico da porcelana, o que levou à criação da

Fábrica de Porcelana de Meissen em 1910.

1. **Johann Friedrich Bottger** (também **Bottcher** ou **Bottiger**; 4 de fevereiro de 1682 - 13 de março de 1719) foi um alquimista alemão. Nascido em Schleiz e falecido em Dresden, é normalmente considerado o primeiro europeu a descobrir o segredo da criação da porcelana, em 1708, mas também se afirma que os fabricantes ingleses {Pots of fame economist.com, 31 de março de 2010} ou Ehrenfried Walther von Tschirnhaus {Biografia de Ehrenfried Walther von Tschirnhaus, Sociedade Tschirnhaus, 9 de fevereiro de 2006. "The Discovery of European Porcelain Technology" de C.M. Queiroz & S. Agathopoulos, 2005} produziu porcelana em primeiro lugar. É certo que a fábrica de Meissen, fundada em 1710, foi a primeira a produzir porcelana na Europa em grandes quantidades e, uma vez que a receita foi mantida em segredo comercial por Bottger para a sua empresa, as experiências continuaram noutros locais da Europa.

Por volta de 1700, como aprendiz de químico com o farmacêutico Zorn, em Berlim, Bottger fechou-se em casa para descobrir em privado o *Alltinktur* ou *Goldmachertinktur*, uma substância secreta dos alquimistas com a qual, supostamente, qualquer doença poderia ser curada e os metais comuns convertidos em ouro. As suas actividades não permaneceram secretas durante muito tempo e, em breve, foi considerado um perito em alquimia. Quando o rei soube disto, pediu que Bottger fosse colocado sob "custódia protetora". Bottger fugiu, mas foi detido e levado de volta para Dresden. O monarca da Saxónia Augusto II da Polónia, que estava sempre com falta de dinheiro, exigiu que Bottger produzisse o chamado *Goldmachertinktur*, para converter metais comuns em ouro. Em 1704, von Tschirnhaus foi encarregado de supervisionar o fabricante de ouro. Presumivelmente, ao envolver Bottger nas suas experiências, poupou-o ao destino que se abateu sobre antigos aventureiros alquimistas. Bottger, no entanto, não estava interessado e recusou qualquer cooperação até setembro de 1707. Não queria envolver-se com a porcelana, que pensava ser o negócio de von Tschirnhaus. Só por ordem do rei é que Bottger começa a colaborar.

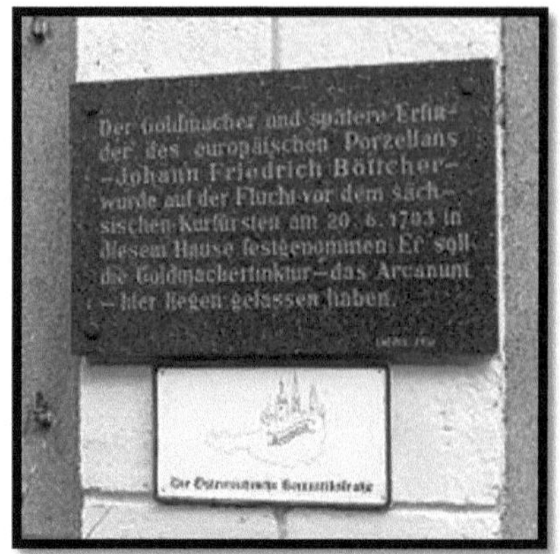

Bottger foi detido em Enns (Alta Áustria) em junho de 1703 [figura-3]

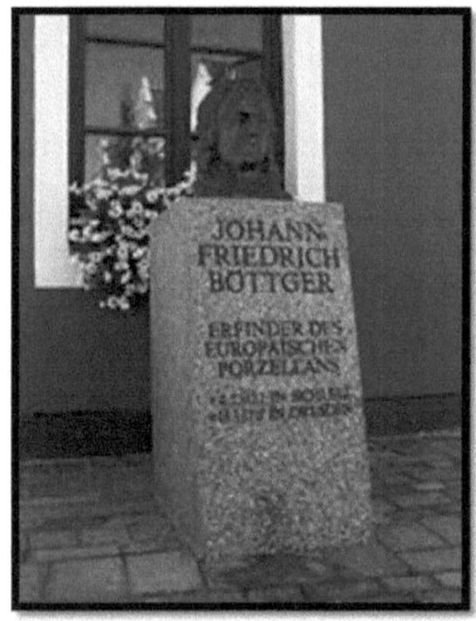

Memorial em Schleiz [figura-4]

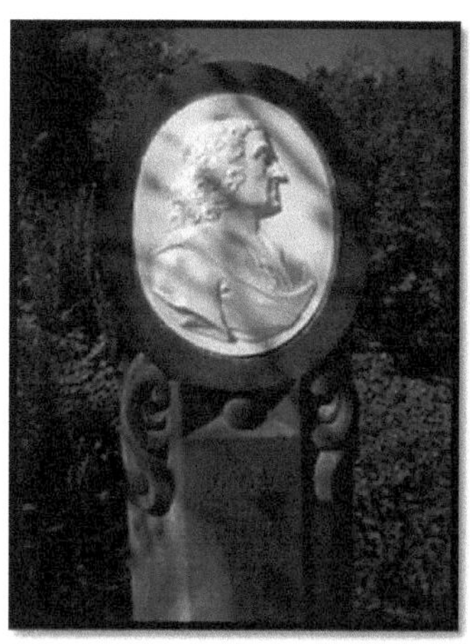

Monumento a Bottger em Dresden [figura-5]

Em dezembro de 1707, o rei deslocou-se ao novo laboratório que tinha sido equipado para von Tschirnhaus no local onde hoje se situa Brühlsche Terrasse, a fim de examinar a invenção.

Sob a supervisão de von Tschirnhaus e com a ajuda de mineiros e metalúrgicos de Freiberg, prosseguiram as experiências com diferentes argilas. Em 1708, foram alcançados progressos substanciais quando dois carregamentos de minerais se revelaram adequados: uma amostra de caulino de Schneeberg e alabastro como material fundente. agosto, o Forte, nomeia von Tschirnhaus para o Conselho Privado e diretor de uma fábrica que ainda não tinha sido criada. Decretou "que von Tschirnhausen devia receber 2561 Thaler". Von Tschirnhaus só pediu para receber este título depois de a produção ter começado. Com a morte súbita de Von Tschirnhaus, a 11 de outubro de 1708, o projeto é interrompido.

As origens da porcelana remontam a 200 a.C.. Mil anos mais tarde, a produção de porcelana translúcida foi bem sucedida na China, e a porcelana chinesa tornou-se conhecida na Europa através do comércio, suscitando admiração e inveja. Mas a sua composição e o seu método de fabrico eram um mistério. A porcelana era avaliada como sendo igual à prata e ao ouro e, de facto, também era referida como ouro branco. Até 20 de março de 1709, data da chegada de Melchior Steinbrück a Dresden, as obras de porcelana foram suspensas. Steinbrück era o tutor da família de von Tschirnhaus e ficou encarregue de administrar a propriedade. Entre outras coisas, apodera-se da fórmula de fabrico da porcelana. Em 20 de março de 1709, Steinbrück assinou a lista de bens perante um notário e conheceu Bottger, que subitamente, em 28 de março de 1709, comunicou ao rei a invenção da porcelana. Bottger torna-se o chefe da primeira fábrica de porcelana da Europa.

Em 1719, o arcanista Samuel Stolzel fugiu de Meissen para Viena e revelou o segredo da produção de porcelana. Afirmou que tinha sido Tschirnhaus e não Bottger a descobrir a porcelana. Também em 1719, o secretário-geral da manufatura de Meissen, Caspar Bussius, relatou "que a invenção da porcelana não se deve a Bottger mas a von Tschirnhaus e que Bottger recebeu a 'ciência' escrita de Steinbrück".

1723: Pierre Fauchard é o primeiro a sugerir a utilização da porcelana em medicina dentária.

1774: O boticário francês Alexis Duchateau foi o primeiro a fabricar uma dentadura de porcelana. Duchateau estava muito insatisfeito com o facto de as suas dentaduras de marfim esculpido ficarem muito manchadas. Sendo porosas, as dentaduras também absorviam os fluidos da boca e tornavam-se pouco higiénicas. Foram necessárias muitas tentativas e erros antes de se poder ter em conta a grande contração de cozedura da porcelana.

1789: O primeiro dente de porcelana foi patenteado por um dentista francês chamado 'de Chemant'

1791: De Chemant obteve patentes francesas e inglesas para a porcelana dentária. Obteve uma patente para "dentes minerais" que se tornaram os primeiros dentes de dentadura.

A medicina declarou que as próteses fabricadas por De Chemants tinham "unido as qualidades de beleza, solidez e conforto às exigências da higiene".

Nos últimos 230 anos, registou-se uma melhoria incrível nos padrões e na qualidade das restaurações de porcelana dentária.

De Chemant, DuChateau, Fauchard, WedgeWood e outros ficariam espantados com a qualidade das porcelanas dentárias atualmente disponíveis. Atualmente, a translucidez e a profundidade de cor das coroas artificiais são indetectáveis das suas contrapartes naturais.

1806: Giuseppangelo Fonzi, um dentista italiano, fundiu porcelana com metal para produzir dentes transmetálicos.

1817: Antoine Plantone introduziu na América dentes individuais de porcelana.

1830: Samuel Stockton produziu os primeiros dentes de porcelana nos EUA. Esta porcelana dentária tinha a composição de 78% de feldspato, 15,3% de caulino, 4,7% de silicato de potássio e 2% de bórax desidratado.

1845: SS White produziu pela primeira vez dentes de porcelana numa base comercial.

1864: Claudius Ash criou um dente artificial que podia ser colocado sobre um pilar numa prótese completa ou numa prótese parcial fixa. Eram popularmente conhecidos como "dentes em tubo".

1885: Logan introduziu a coroa de Richmond, na qual a porcelana era fundida a um pilar de platina; um ano mais tarde, Land fez a primeira incrustação de porcelana fundida e a primeira coroa suportada por uma folha de platina (Kalanta et al,2005).

1889: O Dr. Charles H. Land patenteou a técnica da matriz de folha de platina para coroas de porcelana.

1930: Frederick Gardner, da divisão Steuben da Corning Glass Works, desenvolveu o método da "cera perdida" ou "Cire perdue" (método de Taggart de 1907) para formar artigos de vidro em 3D.

1949: A Dentist's Supply Company de Nova Iorque inventou a cozedura a vácuo de dentes de porcelana densa e translúcida.

1958: Foi introduzida a primeira porcelana dentária para facetas, o que levou à utilização generalizada de restaurações metalo-cerâmicas nos anos 60 e seguintes, seguida da invenção da coroa de porcelana com revestimento, popularizada nos anos 60 por McLean. (Kalanta et al,2005)

1962: Incorporação de uma elevada proporção de cristais de leucite na composição da porcelana feldspática.

1965: Mc Lean e Hughes utilizaram um compósito de alumina de vidro em vez de porcelana de feldspato, o que resultou em restaurações mais fortes.

1968: primeira utilização de cerâmica de vidro em medicina dentária por Mc Culloch

1970: Seuthan demonstrou pela primeira vez a aplicação do reforço por permuta iónica à porcelana dentária.

1973: Grossman descreveu um sistema de vitrocerâmica baseado no crescimento de cristais de mica tetrasilica contendo fluoreto, que foi relatado pela primeira vez numa patente de Grossman em 1973.

1983: O primeiro protótipo de CAD /CAM dentário foi apresentado em França.

1983: A O'brien desenvolve um material de núcleo de magnésia de elevada expansão.

1983: Sozio e Riley desenvolvem a coroa de alumina cerestore sem retração para moldagem por injeção.

1984: introdução do primeiro sistema comercial de vitrocerâmica para medicina dentária pela empresa de vidro Corning (Stookey).

1984: Grossman e Adam descrevem a Dicor.

1985: Hobo e Iwata (grupo Kyocera Bioceram) introduziram a Cerapearl (cerâmica de apatite fundível). Que funde a 1460 ◦C e flui como vidro fundido.

1988: primeira unidade CAD CAM disponível no mercado para utilização dentária - CEREC I

1989: Sistemas cerâmicos prensáveis descritos pela primeira vez por Wohlvend e Scharer, que se tornaram comercialmente disponíveis como IPS Empress e Optec OPC.

1991: O mais conhecido sistema de fresagem por cópia Celay (Mikrona) foi introduzido.

1992: Foi introduzida a cerâmica de fusão ultra baixa Ducera LFC.

1993: Sistema CAD/CAM Procera desenvolvido por Andersson M e Olden.

1994: Foi introduzido o Cerec II.

1997: Foi introduzido o IPS Empress Cosmo Ingot (Ivoclar), um material de cerâmica de vidro que pode ser prensado a quente diretamente em pilares de zircónio (por exemplo: Cosmopost).

1999: Foi apresentado o IPS SIGN (Ivoclar AG), um sistema cerâmico de vidro de fluorapatite sem feldspato para utilização em cerâmica metálica.

COMPOSIÇÃO DE CERÂMICAS DENTÁRIAS

As primeiras porcelanas dentárias eram fabricadas a partir de caulino, feldspato e quartzo (composição triaxial da porcelana). O caulino era adicionado como aglutinante para aumentar a capacidade de aglutinação do pó cerâmico. Mas como o caulino (aluminossilicato hidratado - Al2O.2SiO2.2H2O) era muito opaco, as primeiras porcelanas não tinham translucidez.

A geração seguinte de cerâmicas não incluía, portanto, o caulino. Estas porcelanas dentárias são designadas porcelanas feldspáticas, sendo o quartzo a fase cristalina.

A porcelana dentária convencional é uma cerâmica vítrea à base de uma rede de sílica (SiO2) e feldspato potássico (K2O.Al2O3.6SiO2), feldspato sodado (Na2O.Al2O3.6SiO2) ou ambos.

FELDSPATO (60-80% DE FORMADOR BÁSICO DE VIDRO)

- Mistura natural de aluminossilicatos de soda e potassa.

- Dependendo da concentração de soda e de potassa, as propriedades do feldspato variam, uma vez que a soda tende a baixar a temperatura de fusão, enquanto a potassa aumenta a viscosidade do vidro fundido.

- Quando o feldspato potássico é misturado com vários óxidos metálicos e cozido a alta temperatura, pode formar leucite e uma fase vítrea que amolece e flui ligeiramente. O amolecimento desta fase vítrea durante a cozedura da porcelana permite a coalescência do pó de porcelana.

- No caso das porcelanas dentárias, o processo pelo qual as partículas coalescem é designado por sinterização em fase líquida, um processo controlado pela difusão entre partículas a uma temperatura suficientemente elevada para formar um sólido denso. A força motriz para a sinterização é a diminuição da energia causada pela redução da área de superfície.

- Outra propriedade importante do feldspato é a sua tendência para formar leucite cristalina (K2O.Al2O3.4SiO2) quando fundido. A leucite é um mineral de silicato de potássio e alumínio com um elevado coeficiente de expansão térmica (20-25 x 10^{-6} /K) em comparação com o vidro de feldspato que tem um coeficiente de expansão térmica muito mais baixo (8,6 x 10^{-6} /K).

- Quando o feldspato é aquecido a temperaturas entre 1150 e 1530 C, sofre uma fusão incongruente para formar cristais de leucite num vidro líquido.
- A fusão incongruente é o processo pelo qual um material se funde para formar um líquido mais um material cristalino diferente.
- Esta tendência do feldspato para formar leucite durante a fusão incongruente controla a expansão térmica durante a utilização de porcelanas para a ligação de metais.
- Alguns vidros dentários não contêm leucite como matéria-prima. Uma vez que o feldspato não é essencial como precursor para formar a leucite, estes vidros são modificados com adições de leucite para controlar o seu coeficiente de expansão térmica.

FUNÇÕES DO FELDSPATO

1. Formador de vidro básico
2. Durante a cozedura, o feldspato funde-se (componente de fusão mais baixa) e actua como uma matriz
3. Actua como fundente e esmalte de superfície

CAULINO (3-5% DE AGLUTINANTE)

- É um material semelhante a argila branca que é silicato de alumínio hidratado.

FUNÇÕES:

1. Actua como aglutinante
2. Ao ser aquecido, reage de forma limitada com o feldspato (reação piroquímica), conferindo-lhe assim rigidez.
3. Dá opacidade à massa.

DESVANTAGEM

A sua cor branca reduz a translucidez.

<u>ÓXIDOS BÁSICOS</u>

-1- SÍLICA OU QUARTZO

- É o principal óxido formador de vidro. Mantém-se inalterado durante o processo de cozedura e está presente como fase cristalina fina na matriz vítrea do feldspato fundido.

- Está presente na maioria das cerâmicas dentárias até 60%.
- FUNÇÃO: quanto maior for o teor de sílica, maior será a fluidez.
- O aumento do teor de sílica resulta no aumento da temperatura de fusão, da resistência aos ácidos, da dureza e da diminuição da expansão, bem como no aumento do brilho e da desvitrificação.

-I- ALUMINADOS

- O mais duro e mais forte dos óxidos utilizados na cerâmica.
- Combina-se bem com a sílica para dar corpo e estabilidade à cerâmica.
- Ajuda a criar fortes ligações químicas entre a sílica e os fundentes, evitando assim a cristalização, e dá corpo e estabilidade química ao esmalte.
- A adição de alumina aumenta a temperatura de fusão, a dureza, melhora a resistência à tração e a resistência ao ataque químico, diminui a expansão e evita a desvitrificação.

-I- ÓXIDOS ADICIONAIS

Os óxidos metálicos, como o óxido de lítio, o óxido de magnésio e o óxido de zinco, são adicionados às cerâmicas dentárias para melhorar a sua resistência e translucidez.

Óxido de lítio (LiO2) :

- O mais leve, o mais pequeno e o mais reativo dos óxidos.
- Devido ao seu pequeno raio iónico, quando é adicionado em pequenas quantidades por peso, difunde-se na matriz circundante e actua como um poderoso fluxo alcalino auxiliar com efeitos de redução da expansão térmica.
- Actua como um fundente a baixas temperaturas, semelhante ao sódio e ao boro.
- Dá uma cor intensa à cerâmica.

Óxido de magnésio (MgO) :

- Actua como um fundente a temperaturas mais baixas.

- Utilizado como agente de fosqueamento e para aumentar a opacidade.
- Reduz a dilatação e aumenta a resistência à fissuração.
- Juntamente com a alumina, evita a desvitrificação.

Óxido de zinco (ZnO) :

- É utilizado em pequenas quantidades.
- Tem propriedades refractárias e ajuda a obter uma superfície brilhante.
- Se for utilizado em grandes quantidades, provoca opacidade.

Óxido de estrôncio (SrO) :

- Tem propriedades de fosqueamento e cristalização semelhantes às do bário.
- É eficaz com outros fluxos a temperaturas mais baixas, embora tenha uma temperatura de fusão elevada.

FLUXOS

- **Papel dos fundentes:** Os óxidos de potássio, de sódio e de cálcio são utilizados como modificadores do vidro e actuam como fundentes, interrompendo a integridade da rede SiO4.
- O objetivo de um fundente é principalmente baixar a temperatura de amolecimento de um vidro, reduzindo a quantidade de ligações cruzadas entre o oxigénio e os elementos formadores do vidro, por exemplo, o silício.
- Nas porcelanas dentárias utilizadas para a colagem de metais, é prática corrente aumentar o teor de soda, a fim de aumentar a expansão térmica da porcelana, aproximando-a da das ligas de ouro.
- Outros óxidos de metais alcalinos, como os óxidos de lítio ou de potássio, participam na estrutura do vidro de forma semelhante. Os iões de lítio serão acomodados em interstícios estruturais mais pequenos e os iões de sódio e potássio em interstícios maiores.
- Exemplos de alguns dos fundentes adicionados são: óxido bórico (B O_{23}), potassa

(K_2O) e soda (Na_2O), óxido de cálcio (CaO).

- **A potassa e a soda** são óxidos modificadores com propriedades semelhantes. O K_2O, sendo um óxido pesado, contribui para um vidrado brilhante e para um maior intervalo de cozedura. Contribui para uma maior viscosidade de fusão, enquanto o Na_2O tende a diminuir a viscosidade. Em quantidades mais elevadas, ambos aumentam o coeficiente de expansão térmica e provocam fissuras. A soda também diminui a resistência à tração e a elasticidade.

- **O óxido de cálcio** é o fundente mais utilizado nas cerâmicas de média e alta temperatura. Quando adicionado juntamente com potassa e soda, melhora consideravelmente a dureza, a estabilidade e as propriedades de expansão da cerâmica. Também torna o vidrado resistente a riscos e a ácidos.

- A utilização destes óxidos de metais alcalinos deve ser cuidadosamente controlada para preservar a rede original de formação de vidro, caso contrário podem ocorrer problemas de desvitrificação.

- ***Fluxos de óxido bórico (B_2O_3) :***

- Actua como um poderoso fundente, mas ao mesmo tempo pode atuar como um formador de vidro. Uma vez que as ligações no Boro se estendem apenas em três direcções, ao contrário das quatro no SiO_4, a estabilidade da estrutura do B_2O_3 é mais fraca, ou seja, menor ponto de amolecimento, menor viscosidade e maior expansão.

- Quando o B_2O_3 é adicionado ao vidro, actua como um fundente e a estrutura é uma rede tridimensional contínua de tetraedros de SiO_4 e triângulos de BO_3.

- As alterações da relação catião:O afectam os vidros B_2O_3 de uma forma diferente dos vidros de sílica. A adição de átomos de oxigénio extra pode alterar a coordenação do boro de três para quatro, formando assim tetraedros BO_4 fortes e produzindo um vidro mais estável. Isto explica a "anomalia do boro", em que, para rácios de cerca de 12% de B_2O_3, as propriedades físicas do vidro se alteram de forma bastante acentuada.

- A adição inicial de B_2O aos vidros de silicato alcalino, como a porcelana dentária, forma tetraedros de BO_4, proporcionando uma baixa expansão e uma boa resistência química. Acima do valor crítico de B_2O_3 de 12%, não se forma mais BO_4 e o BO_3, menos estável, assume o controlo.

- O óxido bórico é, portanto, utilizado em quantidades inferiores a 12%, de modo a que o BO4 seja predominante.

No entanto, se a concentração de fluxos for demasiado elevada:

> Reduz a durabilidade química do vidro.

> Pode provocar a cristalização ou a desvitrificação do vidro.

Por conseguinte, é necessário manter um equilíbrio entre um intervalo de fusão adequado e a durabilidade química.

OPACIFICADORES

Os feldspatos utilizados na porcelana dentária são incolores ou acinzentados. São adicionados pigmentos e opacificadores para criar uma variedade de cores e translucidez. As cores da dentina requerem uma maior opacidade em comparação com as cores do esmalte, pelo que é necessário adicionar opacificadores específicos.

As quantidades reais utilizadas são muitas vezes determinadas inicialmente por tentativa e erro até que uma placa de porcelana fina cozida assuma o grau certo de translucidez e a saturação de cor esteja corretamente equilibrada.

Zircónia / Dióxido de zircónio (ZrO2): É o opacificador mais utilizado e dá uma cor branca vítrea em quantidades superiores a 5%. É também um material altamente refratário.

Óxido de estanho (SnO2): É um pó muito branco, duas vezes mais eficaz que a zircónia em quantidades de 5 a 15%. O mecanismo de opacidade depende da suspensão das partículas brancas de óxido de estanho no vidro fundido. O estanho transforma efetivamente o vidrado transparente em branco.

Óxido de titânio (TiO2): é adicionado em quantidades muito pequenas de 0,1%. Intensifica e estabiliza as cores e a opacidade. Também modifica as cores existentes de metais como Cr, Mn, Fe, Co, Ni, Cu. Pode também atuar como um fundente em combinação com outros fundentes.

Óxido de cério (CeO2): é utilizado como opacificador em vez do óxido de estanho em algumas porcelanas. Em combinação com o óxido de titânio, dá uma cor amarela.

PIGMENTOS

A porcelana dentária é normalmente colorida através da adição de uma frita de cor concentrada. Estes vidros coloridos são preparados através da fritura de pigmentos resistentes a altas temperaturas, geralmente óxidos metálicos, no vidro de base utilizado no fabrico da porcelana. O vidro fica então altamente saturado de cor e, quando moído até se tornar um pó fino, pode ser utilizado para modificar o pó de porcelana não colorido.

Os pigmentos corantes utilizados na porcelana dentária podem ser constituídos pelos seguintes elementos

[Tabela-1]

Cor-de-rosa	Crómio-estanho ou crómio-alumina9limão)	Estes pigmentos são estáveis até uma temperatura de cozedura de 1350° C e são particularmente úteis para eliminar
		a tonalidade esverdeada do vidro e o tom quente da porcelana.
Amarelo	Índio ou Praesodímio (lemon)	O anádio-zircónio ou o óxido de estanho com crómio também podem ser utilizados, mas não são tão estáveis.
Azul	Sais de cobalto	Útil na produção de algumas tonalidades de esmalte.
Verde	Óxido de crómio	Deve ser evitado na porcelana dentária sempre que possível, uma vez que o verde é a cor caraterística do vidro
Cinzento	Óxido de ferro (preto) ou cinzento platina	Para produzir tons de esmalte ou para adicionar à secção mais cinzenta das cores da dentina. Também pode dar

		um efeito de translucidez.

CORANTES E MODIFICADORES DE COR

> São fornecidas no kit de porcelana dentária e são fabricadas da mesma forma que as fritas de cor concentradas adicionadas às fritas de porcelana de base.

> Um corante é mais concentrado do que um modificador de cor. Um modificador de cor é utilizado para obter efeitos gengivais ou para realçar as cores do corpo. Os corantes, por outro lado, são utilizados mais geralmente como corantes de superfície, para linhas de controlo do esmalte, manchas de descalcificação, etc., no corpo de uma coroa de jaqueta de porcelana.

> Os pigmentos podem ser fornecidos sob a forma de óxidos metálicos puros, mas são por vezes fabricados a partir de vidros com um ponto de fusão mais baixo, de modo a poderem ser aplicados a temperaturas inferiores à temperatura de maturação das porcelanas de esmalte e dentina.

> Os modificadores de cor são melhor utilizados à mesma temperatura que as porcelanas dentárias.

FLUORESCÊNCIA

> A fluorescência é o fenómeno em que um objeto emite luz quando é iluminado por uma fonte de luz específica; no caso dos dentes, é o sinal de vitalidade.

> A porcelana moderna apresenta uma fluorescência branca azulada sob radiação UV.

> Normalmente, isto é conseguido através da adição de sal de urânio, di-uranato de sódio. Este sal produz uma forte cor amarela esverdeada e, quando se adicionam pequenas quantidades de óxido de cério, consegue-se uma fluorescência branca azulada muito semelhante à de um dente humano.

> O urânio é altamente radioativo e foi proibida a sua utilização em porcelana dentária.

ESMALTES E COMPLEMENTOS DE PORCELANA

> Os vidrados dentários consistem em pós de vidro não coloridos que podem ser

aplicados à superfície de uma coroa cozida para produzir uma superfície brilhante.

> Um esmalte deve normalmente amadurecer a uma temperatura inferior à da restauração e a expansão térmica do esmalte deve ser fraccionalmente inferior à do corpo cerâmico sobre o qual é aplicado.

> Deste modo, a superfície do vidrado é mantida sob compressão e evita-se a fissuração e a descamação da superfície.

> Um dos objectivos do vidrado industrial é vedar os poros abertos na superfície da porcelana cozida.

> Os esmaltes são difíceis de aplicar uniformemente e são frequentemente utilizados para selar uma restauração mal cozida. Além disso, a caraterização pormenorizada da superfície é quase impossível de obter quando se utilizam esmaltes separados, uma vez que estes tendem a produzir uma superfície demasiado brilhante ou rugosa e não reproduzem o acabamento acetinado do esmalte humano.

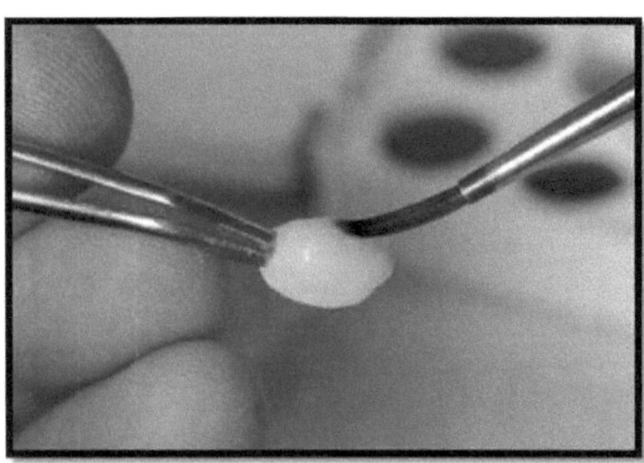

Esmalte de adição [figura-6]

> As porcelanas de adição são de utilização definitiva. São fabricadas a partir de materiais semelhantes aos da porcelana de esmalte, com exceção da adição de pigmentos e opacificantes.

> A porcelana de adição pode ser fabricada a partir da mesma frita utilizada para o fabrico da porcelana normal e a temperatura de vidragem pode ser reduzida através de uma moagem mais fina do pó, sendo que este último procedimento torna sempre o pó de porcelana mais reativo.

- As porcelanas de adição devem ser utilizadas com moderação para correcções simples do contorno dos dentes ou dos pontos de contacto.

CLASSIFICAÇÃO DAS CERÂMICAS DENTÁRIAS

As cerâmicas dentárias podem ser classificadas de acordo com vários parâmetros, tais como a sua utilização, a temperatura de fabrico, o sistema cerâmico, a composição, a microestrutura e a translucidez.

> De acordo com a utilização/indicações [1]

1. Cerâmica anterior
2. Cerâmica posterior
3. Coroas
4. Facetas
5. Postes e núcleos
6. Cerâmica de prótese parcial fixa
7. Cerâmica de coloração
8. Cerâmica vidrada

> De acordo com a composição

1. Alumina pura
2. Zircónio puro
3. Vidro de sílica
4. Vidro cerâmico à base de leucite
5. Vidro cerâmico à base de lítio

> De acordo com o princípio da fase cristalina e/ou da fase da matriz

1. Vidro de sílica
2. Porcelana feldspática à base de leucite
3. Vidro cerâmico à base de leucite
4. Vidro cerâmico à base de dissilicato de lítio
5. Porcelana aluminosa
6. Alumina

7. Alumina infundida em vidro

8. Espinélio com infusão de vidro

9. Alumina/zircónia com infusão de vidro

10. Zircónio

> De acordo com o método de processamento

1. Fundição

2. Sinterização

3. Sinterização parcial

4. Infiltração de vidro

5. Fundição por deslizamento e sinterização

6. Prensagem isostática a quente

7. Fresagem CAD-CAM

8. Copiar e fresar

> De acordo com a temperatura de cozedura:

1. Fusão ultra baixa <850 C

2. Baixa fusão 850 - 1100 C: como um revestimento para metal em porcelana fundida com metal, coroas de porcelana, inlays de porcelana e folheados.

3. Fusão média 1101- 1300 C: todas as coroas anteriores de cerâmica e incrustações de porcelana.

4. Alta fusão >1300 C: para dentes de dentadura (Ferracare I)

A alta **fusão** - alto ponto de fusão é conseguida através da minimização dos aditivos como o sódio ou o potássio, o que maximiza as ligações cruzadas de silicato para produzir uma porcelana com baixa solubilidade, alta resistência e alta estabilidade. A dureza da porcelana de alta fusão excede a do esmalte em cerca de 30%. Isto garante uma excelente resistência ao desgaste, mas também desgastará rapidamente o esmalte.

Fusão média - Estas porcelanas são cozidas sob vácuo, sendo o ar admitido no final da cozedura para comprimir os espaços vazios presentes até uma fração do seu tamanho original.

Baixo ponto de fusão - O ponto de fusão mais baixo é conseguido através do aumento da quantidade de aditivos na porcelana, reduzindo assim o número de ligações cruzadas na rede de silicatos.

A utilização de uma porcelana de baixa fusão para PFM é importante porque ajuda a evitar o sobreaquecimento da estrutura metálica durante o processo de cozedura da porcelana. Estas são apenas ligeiramente mais fracas e menos estáveis do que as porcelanas de alta fusão. São normalmente cozidas sob vácuo.

Fusão ultra-baixa - Estas porcelanas aproximam-se do coeficiente de expansão térmica do titânio e das ligas de titânio. A sua temperatura de cozedura mais baixa cria menos formação de óxido, tornando-as muito compatíveis com ligas à base de Ti.

> De acordo com a microestrutura:

1. Vidro
2. Cristalino
3. Vidro com cristais

> De acordo com a translucidez:

1. Opaco
2. Translúcido
3. Transparente

> De acordo com a aplicação:

1. Núcleo de porcelana
2. Dentina/porcelana do corpo
3. Porcelana esmaltada/incisal

> De acordo com o método de cozedura:

1. Ar comprimido, ou seja, à pressão atmosférica
2. Queima em vácuo, isto é, a pressão reduzida

> De acordo com Craig:

1. Toda a cerâmica - Maquinada Fundida por deslizamento Sinterizada por prensagem a quente
2. Cerâmica-metal - sinterizada
3. Dentes de dentadura - fabricados

APLICAÇÕES DA CERÂMICA EM MEDICINA DENTÁRIA [3]

As cerâmicas não são apenas utilizadas para fins de restauração indireta, mas também como biomaterial sob a forma de implantes e próteses relacionadas. Algumas das suas aplicações comuns são:

J Material de restauração intracoronal indireta para inlays, onlays, etc.

J Material extracoronário indireto para o fabrico de coroas e pontes.

J Dentes de dentadura de porcelana.

J Pilar intrarradicular para restauração pós-endodôntica.

J Biomaterial sob a forma de implantes dentários.

INDICAÇÕES

J Alternativa estética para dentes descolorados

J Alternativa estética para restaurar dentes cariados grosseiramente

J Anomalias congénitas

J Folheados

J Inlays

J Onlays

J Retentores de pilar

J Material para dentes de dentadura

J Ortodontia como brackets

CONTRA-INDICAÇÕES

J Dentes permanentes jovens (têm câmaras pulpares grandes)

J Coroas pequenas, curtas ou finas (contraindicação relativa - pode ser efectuado um ensaio clínico randomizado intencional)

J As restaurações de porcelana fundida com metal não são indicadas em pacientes com linha labial alta, uma vez que é visível a protuberância cervical.

J Dentes redondos na secção transversal ou dentes mais cónicos axialmente do que o habitual devido à falta de resistência à rotação.

J Traumatic oclusion.

J Estilo de vida do doente suscetível de sofrer traumatismos.

VANTAGENS DA CERÂMICA DENTÁRIA

- Biocompatibilidade
- Estéticaa) cor e translucidez

b) suscetível de ser pigmentado

c) estabilidade da cor

d) resistência às manchas

e) efeito camaleão: muda de cor consoante o dente natural

estrutura.

- Durabilidade - resistência ao desgaste e baixa solubilidade
- Capacidade de formar formas precisas
- Elevada rigidez
- Elevado ponto de fusão
- Baixa condutividade térmica
- Baixa condutividade eléctrica

DESVANTAGENS DA CERÂMICA DENTÁRIA

- Frágil - baixa resistência à fratura
- Elevada contração de cozedura das porcelanas convencionais
- Atrição dos dentes opostos.
- Difícil de reparar
- Mais redução de dentes
- Técnica sensível

- Necessidade de formação especializada
- Necessidade de equipamento dispendioso
- Saliência cervical e linha metálica no caso de restaurações PFM.
- O doente pode queixar-se de um som de estalido ao morder.

TERMOS RELACIONADOS COM A CERÂMICA DENTÁRIA

❖ **Porcelana feldspática**: Uma porcelana dentária especialmente formulada que contém cristais de leucite (KAlSi2O6) numa matriz de vidro que é utilizada para revestir a estrutura metálica de próteses metalo-cerâmicas.

❖ **Vidro**: um composto inorgânico não metálico que não possui estrutura cristalina.

❖ **Cerâmica infiltrada com vidro**: núcleo cerâmico minimamente sinterizado com estrutura porosa que foi densificado por influxo capilar de vidro fundido.

❖ **Fritas de cerâmica**: material cerâmico em pó cozido num laboratório dentário para produzir uma camada de faceta de porcelana dentária sobre um material de núcleo (metal ou cerâmica). As fritas podem ser de vidro ou uma mistura de vidro e partículas cristalinas que contêm normalmente pigmentos inorgânicos.

❖ **Sinterização**: processo de aquecimento de partículas compactadas abaixo da sua temperatura de fusão para promover a difusão atómica através das fronteiras das partículas e a densificação da massa.

❖ **Fundição por deslizamento**: processo de formação de formas cerâmicas através da aplicação de uma pasta aquosa de partículas cerâmicas a um substrato poroso (como um material de matriz) e da remoção da água por ação capilar. Este processo densifica o pó cerâmico depositado num "corpo verde", que é subsequentemente sinterizado para obter uma maior densidade e resistência.

❖ **Estado verde**: o estado semi-duro, pré-cozido, de um objeto cerâmico. Uma cerâmica verde pode ser húmida, como a produzida por fundição por deslizamento, ou pode ser prensada isostaticamente para dar forma antes da cozedura. As cerâmicas verdes são sempre porosas. São demasiado frágeis para serem utilizadas intra-oralmente.

❖ **Fresagem por cópia**: processo de corte ou retificação de uma estrutura utilizando um dispositivo que traça a superfície de um padrão mestre, semelhante a um procedimento de corte de chaves em três dimensões.

FABRICO DE PORCELANA DENTÁRIA PÓS [5]

-1- A fonte original da porcelana dentária era o feldspato potássico, que continua a ser o principal constituinte dos materiais modernos.

-2- Verifica-se que a mistura de uma parte importante da composição da porcelana à escala atómica, proporcionada pela utilização de feldspato, apresenta vantagens consideráveis na redução da temperatura de fusão e no aumento da homogeneidade.

-3- O processo de produção de esmaltes cerâmicos e esmaltes envolve a fritura de alguns ou de todos os constituintes, o que envolve a fusão e a têmpera dos vidros resultantes; o que facilita ainda mais a moagem subsequente para produzir pós.

-4- Devido à elevada viscosidade da porcelana dentária, são necessárias temperaturas muito elevadas para produzir vidros fluidos, pelo que o procedimento normal consiste em fundir num recipiente revestido com uma camada de pó refratário e retirar a massa fundida após arrefecimento.

-5- É prática comum produzir vidros com diferentes pontos de amolecimento que são misturados para obter o pó de porcelana final. Isto garante um longo intervalo de amolecimento e faz com que a porcelana pareça menos vítrea, melhorando também a sua resistência ao choque térmico.

-6- Durante todo o processo, é necessário ter muito cuidado para evitar a contaminação, que pode ter um efeito desastroso na cor. A fase mais crítica para este efeito é a moagem; uma vez que a abrasão não pode ser totalmente evitada, os meios de moagem e os revestimentos dos moinhos de cilindros e panelas devem ser escolhidos de forma a terem o mínimo efeito na cor.

-1- Estes procedimentos destinam-se à produção de composições de porcelana de base, ou seja, vidros translúcidos de cor quase neutra. Posteriormente, estes necessitam de modificações consideráveis antes de poderem ser utilizados para a construção de restaurações; deve ser produzida uma gama de diferentes tonalidades e a transmissão de luz deve ir desde a elevada opacidade dos opacos de ligação metálica até à elevada translucidez das porcelanas incisais.

-2- O efeito de dispersão da luz ou de opacificação de uma inclusão num vidro depende do tamanho da partícula e do índice de refração; quanto mais próximo o tamanho da partícula estiver do comprimento de onda da luz e quanto maior for a diferença do índice de refração entre o vidro e a inclusão, maior será a opacidade.

-3- As fases cristalinas dos óxidos metálicos tetravalentes TiO_2 , SnO_2 , Zro_2 , Ceo_2 , juntamente com o zircão (ZrO2.SiO2) têm índices de refração particularmente elevados e são utilizados em quantidades totais até 8-10% em opacos de ligação metálica.

-4- Os óxidos opacificantes e corantes têm densidades elevadas e, para poderem desempenhar a sua função, devem estar presentes sob a forma de partículas finas. Estas duas propriedades provocam a segregação se os óxidos forem simplesmente misturados com os pós de porcelana de base; por conseguinte, são normalmente fritados na porcelana de base para produzir pós de componentes altamente coloridos.

CONDENSAÇÃO E COZEDURA DE PORCELANA DENTÁRIA [5]

A primeira fase da formação de uma restauração de porcelana consiste na mistura do pó com líquido suficiente para formar uma pasta de consistência cremosa, quando a proporção de líquido é suficiente para preencher os espaços vazios entre as partículas e formar uma película entre elas; o excesso de líquido permite o movimento relativo das partículas e a deformação da massa pó-líquido. Neste estado, a suspensão pode ser aplicada à matriz de platina ou à coifa metálica antes do início do processo de remoção do excesso de líquido por pincel ou tecido.

Quando isto acontece, as partículas individuais aproximam-se umas das outras sob a ação da tensão superficial do líquido. Nesta fase, é necessária alguma vibração para reorientar e deslocar as partículas de modo a atingir o empacotamento máximo. Embora o líquido mais comum utilizado no passado tenha sido a água destilada, os chamados fluidos de modelação são agora cada vez mais utilizados, particularmente na técnica da porcelana-metal, em que são necessárias camadas finas e uniformes de opaco para mascarar os copings metálicos. As principais funções destes líquidos são:

1. Para favorecer o movimento relativo dos grãos de porcelana e facilitar a aplicação de camadas finas.

2. Para aumentar a coesão das camadas de porcelana húmidas ou secas.

Estes líquidos são à base de água e os seus constituintes comuns são álcoois secundários de cadeia longa, cujo efeito aglutinante aumenta com o peso molecular.

O objetivo da condensação da porcelana é aproximar-se tanto quanto possível da densidade máxima do pó utilizado, que depende da forma das partículas e da sua distribuição granulométrica. Para esferas uniformes, verificou-se que a densidade é de 60-64% da densidade do sólido[6] e Budworth[7] forneceu uma base teórica para uma densidade máxima de 61% de empacotamento aleatório.

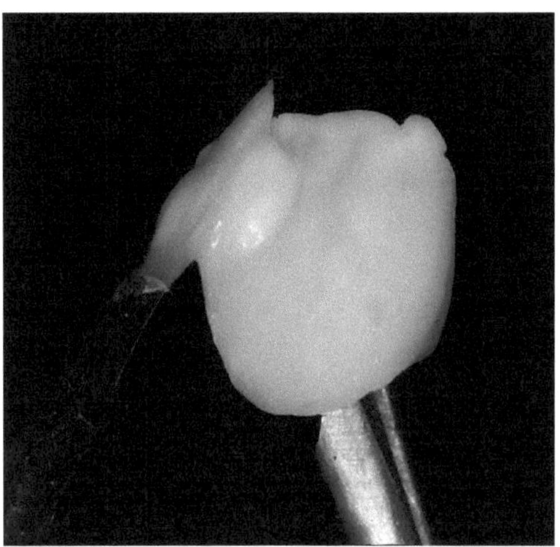

Condensação de cerâmica [figura-7]

A eficiência do empacotamento é reduzida para partículas com forma irregular, particularmente com partículas finas, mas as densidades de empacotamento podem ser aumentadas pela mistura de partículas de diferentes tamanhos. Se for utilizada uma classificação por intervalos de partículas esféricas, na qual são adicionadas fracções sucessivamente mais finas de partículas monodispersas, é possível obter leitos de pó com uma densidade teórica superior a 90% para misturas ternárias .[6]

As classificações dos pós de porcelana dentária são contínuas e os pós modernos de cozedura em vácuo abrangem uma gama de tamanhos de partículas de 2-75um de diâmetro, com diâmetros médios de 20-30um. Quando condensados por um processo de vibração e remoção do excesso de fluido, esses pós apresentam retracções lineares de 30-38%. A cozedura ao ar exige a utilização de pós com proporções substancialmente menores das fracções mais finas. A classificação da porcelana de cozedura ao ar produz um leito de pó mais aberto e de grandes poros, o que facilita a saída de ar antes de a estrutura ficar selada; no entanto, terá uma retração mais elevada. Se for queimada ao ar, a classificação de queima em vácuo produzirá uma maior proporção de bolhas finas que têm um efeito pronunciado na translucidez.

Um desenvolvimento recente nas porcelanas de ligação a metais foi a introdução de opacos de pintura para facilitar a aplicação de camadas finas e uniformes. Apresentam uma distribuição bimodal do tamanho das partículas através da adição de ~5% de pó ultrafino (<1um). Isto resulta numa redução acentuada da retração.

Na sinterização de compactos de pó de vidro, verificou-se que a densificação ocorre por fluxo viscoso, sendo a força motriz a tensão superficial do vidro[8] . Se a contração for considerada como um índice de sinterização, verifica-se que para os compactos de pó de vidro:

$$d/dt \, . \, \Delta L/L_0 = \Upsilon/2r\eta \qquad ^{9} \text{-------} (1)$$

onde

$\Delta L/L_0$ é o encolhimento fraccionado

t é o tempo

Y é a tensão superficial

η é a viscosidade

r é o raio da partícula

ou seja, a taxa de sinterização é proporcional à tensão superficial e inversamente proporcional à viscosidade e ao tamanho das partículas.

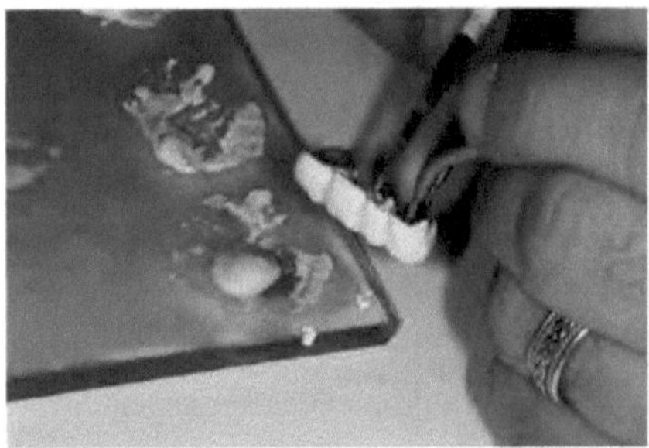

Condensação de pasta de pó para uma ponte de quatro unidades.[1] [figura-8]

No processo de sinterização viscosa, podem distinguir-se duas fases bem definidas. Na primeira, as lentes são formadas nos pontos de contacto entre os grãos e aumentam de tamanho por fluxo viscoso à medida que as partículas se aproximam mais. A certa altura, a estrutura contínua de poros é selada num certo número de espaços porosos que rapidamente se transformam em espaços vazios esféricos sob a influência da tensão superficial.

Kuczynski e Zaplatynski[10] mostraram que, quando os capilares de vidro são aquecidos, o raio interno (r) tende a fechar-se a uma taxa uniforme por fluxo viscoso:

$$r_o - r = \Upsilon t/2\ \eta \qquad \text{-------} (2)$$

As equações (1) e (2) mostram que, ao longo do processo de sinterização, a taxa de densificação depende da tensão superficial e da viscosidade do vidro e, nas fases iniciais, da dimensão das partículas de pó. A tensão superficial do vidro é relativamente insensível à composição e à temperatura, e os valores observados cobrem uma gama relativamente estreita.

A sinterização é, por conseguinte, principalmente regulada pela viscosidade, que depende muito da composição do vidro e muda rapidamente com a temperatura. A maior granulometria das porcelanas dentárias recentes, para além de melhorar o empacotamento e reduzir a retração, terá tido algum efeito nas taxas de sinterização.

A forma das partículas dos pós, que é afetada pelo modo de trituração, foi demonstrada por Cutler e Henrichsen[11] como tendo um efeito marcante na sinterização, as partículas angulares densificam-se mais rapidamente do que as redondas devido ao efeito de raios de curvatura mais pequenos dos grãos no ponto de contacto.

Se a sinterização tiver lugar à pressão atmosférica, os vazios esféricos contrair-se-ão até que o aumento da pressão do gás equilibre a pressão externa devida à tensão superficial, altura em que a taxa de densificação se tornará realmente lenta. Nestas condições, os espaços vazios nos sólidos cristalinos continuam a diminuir por difusão das lacunas; os limites de grão, que não existem nos vidros, actuam como sumidouros de lacunas.

Vines et al[12] demonstraram que os poros na porcelana dentária podem ser virtualmente eliminados através da cozedura em vácuo ou numa atmosfera difusível, como o hélio, o hidrogénio ou o vapor de água, e têm sido utilizadas baixas pressões de gás na cozedura de porcelana dentária desde a década de 1940.

A utilização do vácuo na sinterização só é vantajosa até os poros ficarem selados. Após esta fase, o tratamento de queima ótimo envolveria a aplicação de pressão atmosférica ou superior. Quando se utiliza pressão nas últimas fases de cozedura e arrefecimento, há que ter cuidado para evitar o aquecimento subsequente a baixa pressão, o que poderia causar a expansão dos poros residuais.

A introdução da cozedura a vácuo teve um efeito substancial nas propriedades da porcelana dentária em dois aspectos.

-1- O efeito imediato foi tornar possível a obtenção de uma translucidez mais elevada e exigir alterações no teor de opacificante.

-2- Esta técnica permitiu também, indiretamente, a adição de fracções mais finas às graduações de pó, com a consequente melhoria da embalagem, menor retração e melhores propriedades de trabalho.

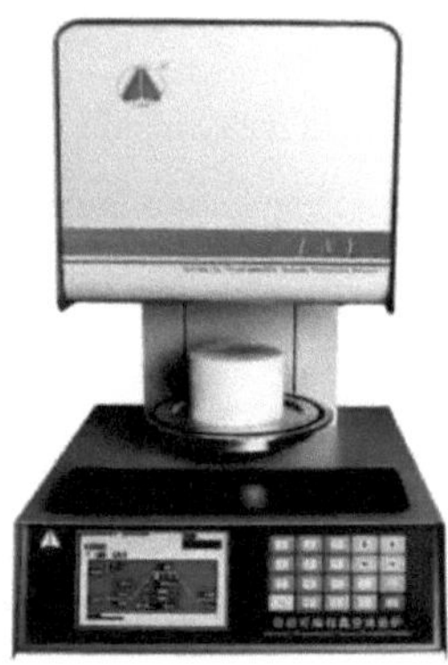

queima de vácuo [figura-9]

Embora se possa esperar que a queima em vácuo aumente a resistência, a evidência não é conclusiva de que a resistência estática seja aumentada pela eliminação de poros esféricos residuais. No entanto, Kulp em 1961[13] deu provas de um aumento da resistência ao impacto e de baixas roturas de serviço com a queima em vácuo.

Existem dois factores importantes que contribuem para a produção de restaurações densas com um detalhe de superfície satisfatório e para a manutenção da forma:

1. Os raios dos contactos entre partículas e dos poros residuais (r) são consideravelmente menores do que os dos detalhes da superfície, de modo que a

densificação pode prosseguir com valores mais elevados de viscosidade do que a deformação em massa.

2. A taxa de alteração da viscosidade com a temperatura é baixa para os vidros de alumina-silicato alcalino que constituem as porcelanas dentárias, pelo que pode ser necessária uma queima excessiva para a deformação em massa. Seria necessária uma queima muito precisa para separar os processos dos vidros que contêm menos Al_2O_3 e maiores proporções de modificadores de vidro multivalentes.

O efeito da queima excessiva de uma restauração de porcelana é, por conseguinte, uma alteração do contorno devido à tensão superficial, cujo ponto final é o estado de energia superficial mínima, designado por gota séssil. Foi demonstrado que as porcelanas com ligação metálica são mais resistentes à deformação do que as porcelanas com núcleo de coroa de jaqueta. A razão mais provável para este facto é a presença nelas de ~40% de pequenos cristais de leucite. Esta conclusão foi confirmada pelo trabalho de Hahn e Teuchert[14] que demonstrou que o ponto de amolecimento dilatométrico do vidro K_2O-Al_2O_3-SiO_2 aumentava com o aumento do teor de leucite.

Tanto a porcelana de coroa de jaqueta como os opacos de ligação metálica exibem menos fluxo piroplástico do que as dentinas e esmaltes correspondentes. Este facto deve-se provavelmente ao material cristalino adicionado; embora presentes em proporções inferiores a 10%, os opacificadores adicionados são muito mais finos do que os pós de alumina adicionados às porcelanas de coroas de jaqueta.

PROPRIEDADES DA PORCELANA DENTÁRIA

As propriedades caraterísticas da porcelana são a dureza, a resistência, a estética, a opacidade, a translucidez, a insolubilidade no meio oral, a extrema biocompatibilidade e a resistência ao ataque térmico e químico.

- Propriedades mecânicas
- Propriedades estéticas
- Propriedades químicas

4- PROPRIEDADES MECÂNICAS[5]

Embora a resistência à compressão da porcelana seja boa, a sua resistência à tração é fraca devido aos defeitos inevitáveis da superfície, como porosidades e fissuras microscópicas. Quando a porcelana é colocada sob tensão, a tensão concentra-se em torno destas imperfeições, resultando em fratura frágil.

Resistência à compressão - 48.000 Psi

Resistência à tração - 3500-5000 Psi

A porcelana dentária tem uma baixa resistência ao cisalhamento e isso deve-se à falta de ductilidade devido à estrutura complexa da porcelana.

Uma vez que a porcelana é um material frágil, quando se considera a sua resistência em serviço é impossível ignorar o efeito da conceção e da preparação. Entre as considerações mais importantes em termos de desenho estão a altura do preparo, a geometria do ombro, os ângulos agudos e o suporte adequado. Nas restaurações metal-porcelana, as tensões devidas ao desajuste térmico entre a porcelana e o metal também têm de ser tidas em conta.

A teoria da fratura de Griffith (1920) e Inglis (1913)[15] baseia-se no conceito de que as concentrações de tensão se formam em torno de pequenas falhas. Em materiais dúcteis, estão presentes sistemas de deslizamento suficientes para permitir a deformação plástica, e as concentrações de tensão podem ser aliviadas. Na maioria dos materiais cerâmicos a baixa temperatura, por outro lado, isto não é possível e uma tensão aplicada relativamente pequena pode ser suficiente para iniciar a propagação de fissuras e provocar a rotura. A principal causa de tais rotura é a abrasão, a corrosão (especialmente por vapor de água) e a desvitrificação da superfície.

Podem ser obtidos aumentos consideráveis na resistência do vidro através de tratamentos que produzem tensões de compressão nas camadas superficiais e neutralizam o efeito das falhas superficiais; nas cerâmicas cristalinas, por outro lado, os aumentos de resistência resultantes de tais tratamentos são limitados pela população interna de falhas a talvez 50% da resistência original.

Ao contrário do vidro, a porcelana dentária é fabricada por sinterização de pó, o que pode dar origem a uma distribuição volumétrica de defeitos, tais como vazios e fissuras. A cozedura em vácuo reduziu o efeito dos vazios e os efeitos de aumento de tensão dos pequenos poros esféricos residuais são ligeiros; deve ter-se o cuidado de evitar a expansão de pequenos poros perto da superfície, que pode ocorrer durante a requeima em vácuo.

A consolidação do leito de pó contra uma superfície sólida que não se contrai, particularmente uma superfície metálica que pode ser imperfeitamente humedecida, pode dar origem a vazios que aumentam a tensão. Southan e Jorgenson[16] observaram vazios grandes e irregulares nas superfícies internas de coroas construídas sobre folha de platina, que atribuíram à condensação esporádica ou irregular e ao elevado ângulo de contacto da porcelana com o metal. Quando uma camada de porcelana é sinterizada sobre uma superfície metálica, a contração da superfície de porcelana junto ao metal é contida, mas a superfície exterior é livre de se contrair. Este fenómeno é responsável pelas fissuras frequentemente observadas nas porcelanas de núcleo e opacas, que geralmente só atravessam parcialmente as camadas de porcelana. Estas fissuras são preenchidas e seladas por fusão nas cozeduras seguintes, mas podem deixar vestígios de fissuras ou zonas de fraqueza.

- Outra fonte potencial de fraqueza é a formação de fissuras por choque térmico. As taxas de aquecimento e arrefecimento nos fornos dentários são elevadas e os efeitos dessas alterações de temperatura são acentuados pelas variações na secção transversal da porcelana.

- Verificou-se que as dentinas e os esmaltes de ligação metálica eram ligeiramente mais fracos do que os materiais correspondentes da coroa de revestimento. As porcelanas de núcleo aluminoso foram consideradas mais fortes do que as dentinas e os esmaltes de coroas de revestimento.

Imóveis	Valor
FORÇA	
Resistência à flexão	Solo: 75,8 MPa (11.000 psi) Vidrado :141,1 MPa (20.465 psi)
Resistência à compressão	331 MPa (48.000 psi)
Resistência à tração	34 MPa (5000 psi)
Resistência ao cisalhamento	110 MPa (16.000 psi)
Módulo de elasticidade	60-70 MPa (10 x 10^6 psi)
Dureza da superfície	460 KHN 611-703 VHN (kg. mm $)^2$
Coeficiente de expansão térmica	Felfspathic: 6,4 a 7,8 x10^{-6}/C^{o} Reforçado :12.38-16.23 x 10^{-6}/C^{o}
Condutividade térmica	2,39 Mcal/s(cm^2)(^{o} C/cm)
Gravidade específica	2,2-2,3 g/cm^3

PROPRIEDADES MECÂNICAS DA CERÂMICA [tabela-2]

-1- PROPRIEDADES ESTÉTICAS DA COR DA PORCELANA DENTÁRIA E TRANSLUCIDEZ

As cerâmicas são materiais muito estéticos e são capazes de corresponder ao aspeto dos dentes naturais em termos de cor, translucidez e vitalidade, mais do que outros materiais de restauração.

A gama básica de cores encontra-se nas dentinas, dentinas de corpo para a construção da maior parte da restauração e tonalidades mais intensas e menos translúcidas para a área gengival. Os esmaltes têm uma gama mais restrita de tons mais cinzentos, complementados por porcelanas transparentes de elevada translucidez para o bordo incisal.

São também fornecidas porcelanas de efeito altamente pigmentadas para alargar a gama de efeitos possíveis na caraterização de restaurações. Para além das aplicações de superfície para simular defeitos, podem ser adicionadas a opacos na área cervical para simular a dentina radicular e para coloração proximal para proporcionar separação entre coroas.

O atlas de cores mais utilizado em medicina dentária é o de Munsell[17] , cujas dimensões são o valor (luminosidade, relacionada com uma escala acromática do preto ao branco), o matiz (a natureza da cor, que pode estar relacionada com um comprimento de onda espetral) e o croma (saturação). As medições espectrofotométricas e colorimétricas são expressas em termos dos sistemas colorimétricos CIE (Commission Internationale d'Eclairage). O sistema CIELAB[18] tem as seguintes coordenadas: L*(Luminância), a* (vermelhidão se positivo, verde se negativo) e b* (amarelo se positivo, azul se negativo).

-2- ESTABILIDADE QUÍMICA

As porcelanas são materiais quimicamente inertes. No entanto, algumas formas de fluoreto tópico com 1,23% de fluoreto de fosfato acidulado (APF) e 8% de fluoreto estanoso irão corroer a matriz de vidro em poucos minutos, fazendo com que a porcelana pareça baça e áspera, semelhante ao efeito observado após o tratamento com ácido fluorídrico.

Em doentes com restaurações de porcelana, é aconselhável utilizar fluoretos tópicos com concentrações mais baixas de fluoreto estanoso (0,4%) ou fluoreto de sódio (2%), que não condicionam a superfície. O condicionamento do interior das coroas de porcelana com ácido fluorídrico é utilizado por rotina para cimentos de ligação. O ácido fosfórico utilizado para o condicionamento do esmalte tem pouco efeito na superfície da porcelana.

MÉTODOS DE REFORÇO DE CERÂMICAS

As ligações covalentes na porcelana deveriam, de facto, produzir uma força de ligação muito maior. Mas é sabido que a porcelana se parte facilmente. Esta baixa resistência à tração é atribuída à presença de muitas microfissuras (chamadas ***microfissuras de Griffith***) que, com o seu grande raio na ponta, causam grandes tensões de tração nas suas pontas, levando à propagação da fissura.

Mesmo quando é aplicada uma tensão relativamente baixa ao material, a concentração de tensões nestes pontos excede a resistência real do material, o que leva à rutura da ligação na ponta, conduzindo à formação de fendas. medida que a fenda se propaga através do material, a concentração de tensões na ponta mantém-se até a fenda atravessar completamente o material ou até encontrar outra fenda, poro ou estrutura cristalina. Estas fissuras e irregularidades/descontinuidades superficiais são designadas por ***geradores de tensões***.

As cerâmicas são materiais frágeis com baixa resistência à tração mas elevada resistência à compressão. Para ultrapassar a sua natureza frágil e a sua baixa resistência à tração, foram utilizados alguns métodos.

- Métodos de reforço
- Métodos de conceção de componentes

MÉTODOS DE REFORÇO DO MATERIAL:

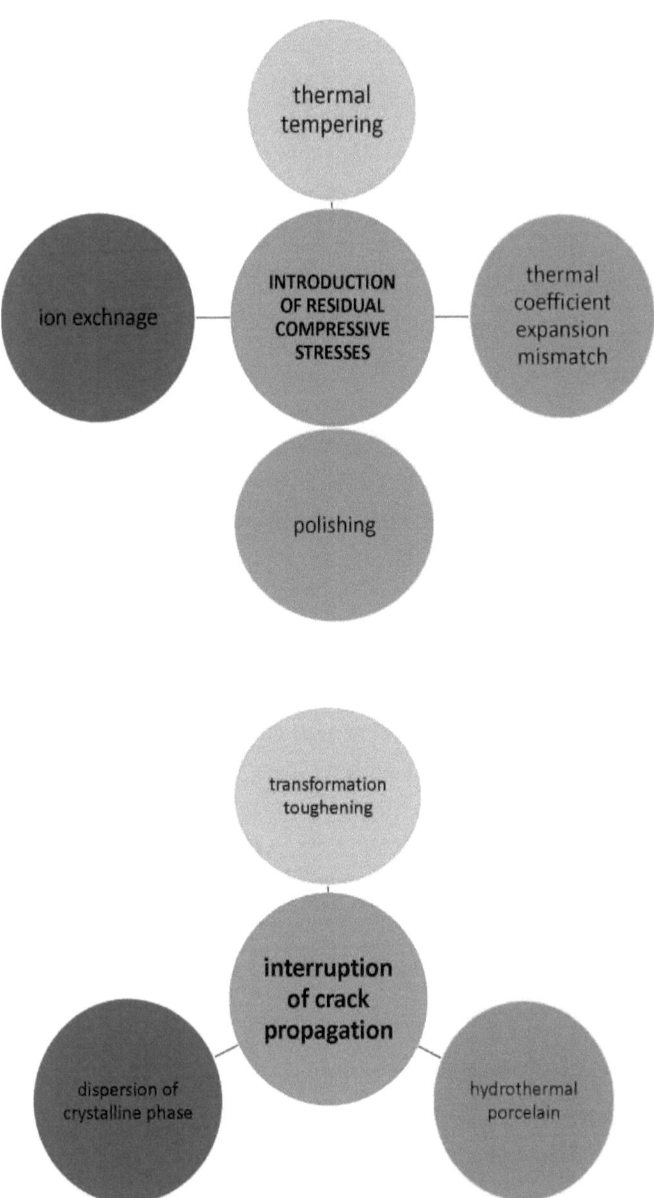

INTRODUÇÃO DE TENSÕES RESIDUAIS DE COMPRESSÃO

Entre os vários métodos de reforço da vitrocerâmica, o mais comum é a introdução de tensões residuais de compressão na cerâmica de revestimento. Se a superfície for tratada para introduzir uma tensão de compressão residual superior à tensão de tração, a tensão resultante continuará a ser de compressão. Assim, a restauração não cederá ou fracturará devido a tensões de tração.

PERMUTA DE IÕES

- A técnica de permuta iónica é um dos métodos mais sofisticados e eficazes de introdução de tensões residuais de compressão na superfície de uma cerâmica. O processo de permuta iónica é também designado por têmpera química e pode envolver iões de sódio, uma vez que o sódio é um constituinte comum de uma variedade de vidros e tem um pequeno diâmetro iónico.

- Se um artigo de vidro contendo sódio for colocado num banho de nitrato de potássio fundido, os iões de potássio no banho trocam de lugar com alguns dos iões de sódio na superfície do artigo de vidro e aí permanecem após o arrefecimento.

- Uma vez que o ião potássio é cerca de 35% maior do que o ião sódio (o raio do ião sódio é 0,98 e o do ião potássio é 1,33), a difusão do ião potássio em locais anteriormente ocupados pelo ião sódio cria tensões residuais de compressão na superfície.

- Foram obtidos aumentos de 100% ou mais na resistência à flexão de porcelanas feldspáticas com vários produtos de permuta iónica contendo uma concentração significativa de pequenos iões de sódio.

- No entanto, a profundidade da zona de compressão é inferior a 100um. Por conseguinte, este efeito de reforço pode perder-se se a superfície da porcelana ou da vitrocerâmica for lixada, desgastada ou corroída pela exposição prolongada a determinados ácidos inorgânicos.

- O produto GC Tuf-Coat (GC Corp, Tóquio, Japão) era uma pasta rica em potássio que podia ser facilmente aplicada à superfície cerâmica e que, quando aquecida a 450° C durante 30 minutos (em qualquer forno de porcelana normal), provocava uma troca suficiente entre os iões de potássio na pasta e os iões de sódio na superfície cerâmica.

- É especialmente útil para a superfície interna de todas as coroas de cerâmica, mas não é recomendado para utilização com as novas porcelanas de elevada resistência (como a porcelana alumiada, procera, in-ceram). Uma coroa anterior de porcelana sem núcleo é provavelmente a única aplicação importante.

TÊMPERA TÉRMICA

- É um dos métodos mais comuns de reforço da vitrocerâmica, que cria tensões residuais de compressão através do arrefecimento rápido da superfície do objeto enquanto este está quente e no estado amolecido (fundido).

- Este arrefecimento rápido produz uma camada de vidro rígido que envolve um núcleo macio (fundido). À medida que o núcleo fundido solidifica, encolhe, mas a camada exterior permanece rígida. A tração do núcleo em solidificação cria tensões residuais de tração no núcleo e tensões residuais de compressão na superfície exterior.

- Para aplicações dentárias, a têmpera térmica é conseguida através do arrefecimento de cerâmicas de fase vítrea quentes em óleo de silicone ou outros líquidos especiais, em vez de utilizar jactos de ar, que são utilizados para reforçar vidros para utilização em janelas de automóveis, para-brisas, etc. Este método de têmpera assegura um arrefecimento uniforme.

- Este tratamento térmico de têmpera produz uma região protetora de tensão de compressão na superfície. No entanto, este processo é sensível à técnica, uma vez que podem desenvolver-se grandes tensões de tração de contrabalanço quando ocorrem taxas de arrefecimento excessivas durante o processo de têmpera.

DESAJUSTE DO COEFICIENTE DE EXPANSÃO TÉRMICA

- Um dos métodos de introdução de tensões residuais de compressão em cerâmicas consiste em escolher cerâmicas de revestimento com um coeficiente térmico de expansão ou contração ligeiramente inferior ao do núcleo cerâmico ou do núcleo metálico.

- Ao arrefecer até à temperatura ambiente, a camada interior com maior coeficiente de contração térmica tende a contrair-se mais quando é arrefecida. Assim, ao arrefecer até à temperatura ambiente, a camada interior produziria tensões de compressão axiais e de arco na camada exterior adjacente.

POLIMENTO

- A utilização de brocas grosseiras provoca frequentemente riscos profundos na superfície de todas as coroas de cerâmica. As fracturas na cerâmica iniciam-se frequentemente no ponto de arranhões na superfície interna das coroas.

- O polimento reduz os defeitos da superfície, aumentando assim drasticamente a resistência em 50-100% do que as superfícies cerâmicas não polidas.

- A cerâmica pode ser polida com discos de acabamento shofu ou soflex.

MINIMIZAR O NÚMERO DE CICLOS DE QUEIMA

- O objetivo dos processos de cozedura da porcelana é sinterizar densamente as partículas de pó e produzir uma camada vítrea relativamente lisa (esmalte) na superfície.

- Várias reacções químicas ocorrem ao longo do tempo a temperaturas de cozedura da porcelana; de particular importância é o aumento da concentração de leucite cristalina na porcelana concebida para o fabrico de restaurações metalo-cerâmicas.

- A leucite ($K_2O.Al_2O_3.4SiO_2$), uma fase cristalina de elevada expansão, pode aumentar o coeficiente de expansão térmica da porcelana.

- Algumas porcelanas sofrem um aumento do teor de leucite após múltiplas cozeduras, o que aumentará o seu coeficiente de expansão térmica. Se o coeficiente de expansão aumentar mais do que o do metal, a diferença de expansão entre o metal e a porcelana pode produzir tensões durante o arrefecimento suficientes para causar a formação imediata ou retardada de fissuras na porcelana.

INTERRUPÇÃO DA PROPAGAÇÃO DE FISSURAS

Um método fundamentalmente diferente de reforçar vidros e cerâmicas consiste em evitar/parar a propagação de fissuras. Isto pode ser feito através dos seguintes métodos

- Reforço da dispersão

- Endurecimento por transformação

- Porcelana hidrotérmica

- Conceção óptima da prótese

REFORÇO DA DISPERSÃO

- As cerâmicas podem ser reforçadas com uma fase dispersa de um material diferente. A fase dispersa irá interferir com a propagação da fissura através do material cerâmico.

- Isto pode ser conseguido através da adição de partículas de enchimento mais resistentes, que absorvem a energia da fissura e impedem a sua força motriz de propagação.

- A maior parte da nova geração de cerâmicas de elevada resistência é reforçada com partículas cristalinas mais resistentes, que bloqueiam a propagação de fissuras, aumentando assim a resistência à fratura.

- Algumas das partículas utilizadas são o dissilicato de lítio (Li2O.2SiO2), a alumina (Al2O3), o espinélio de magnésia-alumina (MgO.Al2O3) e a zircónia (ZrO2).

- O material cristalino duro adicionado à cerâmica, as partículas de cristal actuam como obstáculos à propagação da fissura; a fissura tem de atravessar ou contornar um cristal. Isto resulta no desvio da energia de propagação da fenda ou na paragem completa do processo.

- A ação destes cristais depende do seu tamanho, tipo, fracções de volume, espaços entre as partículas e do seu CET em comparação com as partículas de vidro.

ENDURECIMENTO POR TRANSFORMAÇÃO

- Este método consiste em provocar uma alteração na estrutura cristalina sob tensão, na absorção da energia necessária para a propagação da fissura, por exemplo: cerâmicas dentárias contendo cristais de zircónia, nomeadamente, zircónia parcialmente estabilizada (PSZ).

- O ZrO2, quando aquecido a temperaturas superiores a 1470oC, sofre uma alteração na sua estrutura cristalina, passando da fase tetragonal para a fase monoclínica. À medida que a transformação controlada da fase tetragonal metaestável para a fase monoclínica estável ocorre, resulta na proteção contra fissuras e no endurecimento da cerâmica. A resistência à fratura da PSZ (8-10MPA/m) é quatro vezes superior à das cerâmicas convencionais (1,1-3,0 MPa/m).

- Esta mudança de fase durante o arrefecimento até à temperatura ambiente resulta num aumento de volume muito elevado. Esta reação pode ser controlada pela adição de certos materiais, como o óxido de ítrio (Y2O3) sob a forma de ZrO2. TZP (policristais de zircónio tetragonal). O aumento de volume também pode ser resistido se os cristais de zircónio forem suficientemente pequenos e a microestrutura suficientemente forte para resistir às tensões.

- A fase tetragonal não é estável à temperatura ambiente e pode transformar-se na fase monoclínica estável em determinadas condições. Quando tensões adequadas na cerâmica resultam na formação de fissuras na estrutura tetragonal, os cristais tetragonais metaestáveis adjacentes à ponta da fissura transformam-se na forma monoclínica estável, resultando num aumento de 3% no volume dos cristais de ZrO2. Isto resulta em tensões de compressão na fenda e na paragem da propagação da fenda. Para que esta fenda progrida, serão necessárias tensões de tração adicionais.
- A cerâmica de zircónio estabilizada com ítria é conhecida como aço cerâmico devido a este mecanismo de endurecimento por transformação.

PORCELANA HIDROTÉRMICA

- Têm uma composição não-feldspática especializada que forma uma camada superficial plastificada quando hidratada. Isto resulta numa diminuição da dureza superficial da porcelana, mas num aumento da sua resistência à flexão.
- O aumento da resistência deve-se ao carácter plástico da superfície. Este facto permite a deformação das falhas superficiais e não permite que as fissuras se propaguem através da massa. Foi detectada água molecular na sua estrutura vítrea.

CONCEPÇÃO OPTIMIZADA DA PRÓTESE

-1- Devem ser evitados ângulos de linha agudos e alterações abruptas de contorno na preparação de coroas totalmente em cerâmica. Por isso, os ângulos de linha devem ser bem arredondados.

-2- Espessura adequada de cerâmica na superfície oclusal com um mínimo de 2 mm.

-3- A conceção não deve ser sujeita a tensões de tração.

-4- Na PJC, a oclusão deve ser favorável.

-5- Na PFM, o metal deve ser forte e dúctil.

-6- Nas pontes, o conetor deve ter uma altura suficiente (4 mm) e deve ser suficientemente largo.

SISTEMAS METALO-CERÂMICOS

- É composto por uma face de porcelana colada à superfície da subestrutura metálica ou coping que se encaixa sobre a preparação do dente. A ligação da porcelana à liga metálica durante a cozedura é conseguida através de interação mecânica, ligação química ou molecular e forças de Van der Waals[19,20,21,22].

- As porcelanas que cobrem o metal são modificadas de modo a aumentar as fases cristalinas para aumentar a expansão térmica mais próxima da do metal. Os vidros feldspáticos têm uma composição semelhante à da porcelana feldspática normal, mas com um teor alcalino mais elevado para permitir a expansão.

- As porcelanas que cobrem o metal são:

> **Porcelana opaca:** esta porcelana opaca tem um elevado poder de cobertura e pode ser aplicada numa espessura de 100 µm. A porcelana opaca pode ser altamente reflectora e, para obter um aspeto estético razoável, é necessário prever uma espessura mínima de 1 mm de porcelana sobreposta.

> **Porcelana de corpo dentinário:** é constituída por um vidro feldspático com elevada saturação de cor e é utilizada para a construção das zonas gengivais e de corpo da coroa do dente.

> **Porcelana esmaltada:** os vidros feldspáticos que revestem a porcelana do corpo conferem a translucidez e as caraterísticas do bordo incisal necessárias. A temperatura de cozedura para todas as porcelanas utilizadas na técnica de ligação metálica é de 900 a 960°C .[23]

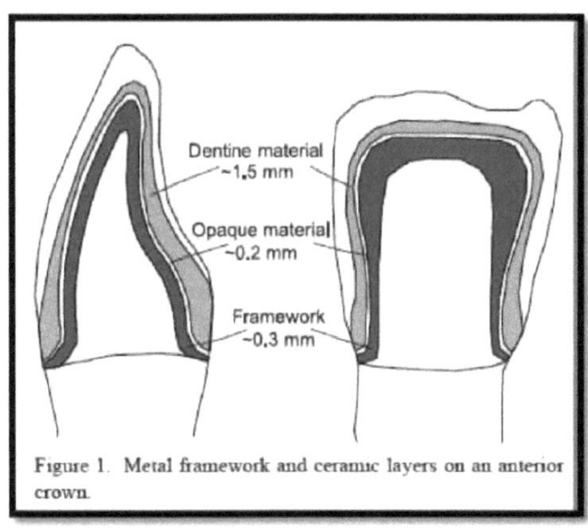

Figure 1. Metal framework and ceramic layers on an anterior crown.

[figura-10]

HISTÓRIA [24]

- As primeiras tentativas de cozedura de cerâmica em ligas metálicas remontam ao século XVIII. Em 1886, Land introduziu pela primeira vez as coroas de porcelana feldspática fundida numa folha de platina.

- Antes da década de 1960, os únicos materiais disponíveis para restaurações metalo-cerâmicas eram as porcelanas dentárias convencionais com uma temperatura de maturação de 1000-1300°C que eram fundidas a ligas de platina de irídio ou ruténio .[25]

- A sua utilização envolveu sérios problemas de aquisição e técnicas de fabrico difíceis, resultando finalmente num produto que estava sujeito a um elevado grau de falha. Como consequência, o papel dos materiais cerâmicos dentários limitou-se principalmente a uma função estética nos dentes anteriores.

- Outra limitação significativa destas porcelanas dentárias era o seu baixo coeficiente de expansão térmica, que era apenas de cerca de 8×10^{-6} K-1, pelo que a sua ligação a uma estrutura metálica era extremamente difícil.

- Em 1962, Weinstein[25] obteve porcelana através da mistura de fritas de vidro e vitrocerâmica de diferentes composições e diferentes coeficientes de expansão térmica. Utilizando este método, Weinstein preparou porcelana dentária com um α de até 17 × 10-6 K-1, um valor significativamente mais elevado do que o apresentado até então. Graças a esta invenção, foi possível fundir a porcelana assim preparada a uma estrutura metálica sem maiores dificuldades. Weinstein demonstrou com sucesso como unir a porcelana a um metal durante a cozedura e, por isso, pode ser considerado como um inventor da metalocerâmica. Mais tarde, verificou-se que a porcelana de Weinstein era constituída por uma matriz vítrea e partículas de leucite tetragonal.

- Em 1964, O'Briand et al[24] foram os primeiros a mencionar a leucite como um componente da porcelana dentária.

- Dezasseis anos mais tarde, em 1980, Hahn e Teuchert examinaram satisfatoriamente o problema da soldabilidade fiável entre cerâmicas e metais[14] . Estudaram profundamente o mecanismo de recristalização do mineral leucite no sistema vitrocerâmico K2O-Al2O3-SiO2 e mostraram a sua importância para as restaurações metalo-cerâmicas. A leucite tetragonal foi reconhecida como um componente crítico nas vitrocerâmicas para obter a correta correspondência de expansão térmica. Para além disso, a sua presença na porcelana dentária foi reconhecida como vantajosa, pois poderia conferir maior resistência, maior durabilidade, bem como a translucidez desejada à porcelana final.

- Atualmente, as cerâmicas dentárias apresentam uma vasta gama de coeficientes de expansão térmica, desde um valor tão baixo como cerca de $\alpha = 8 \times 10^{-6}$ K-1 (por exemplo, alumínio) até um valor tão elevado como aproximadamente $\alpha = 18 \times 10^{-6}$ K-1 (por exemplo, algumas cerâmicas reforçadas com leucite). É muito importante para os sistemas metalocerâmicos que o coeficiente de expansão térmica da porcelana seja igual ou ligeiramente inferior ao da base metálica (normalmente 13,5-14,5 $\times 10^{-6}$ K-1, intervalo 20-500°C), pelo que não se produzem fissuras nas camadas de porcelana devido à tensão de incompatibilidade da expansão térmica que ocorre durante o arrefecimento. Desta forma, a cerâmica é colocada em compressão, quando é mais forte, e não em tensão, quando é mais fraca.

TERMINOLOGIA METAL-CERÂMICA

J **Restauração metalo-cerâmica:** Uma restauração fixa que utiliza uma subestrutura metálica sobre a qual é fundida uma cerâmica .[26]

J **Coroas de porcelana fundida em metal (PFM):** Uma designação alternativa popular para a restauração metalo-cerâmica.

J **Colagem de porcelana:** Termo utilizado para explicar os mecanismos pelos quais a porcelana dentária se funde ou adere a uma subestrutura metálica.

J **Coping:** a palavra coping pode ser utilizada para identificar a subestrutura metálica das coroas unitárias concebidas para serem coladas à porcelana dentária. As coifas são feitas numa preparação de um único dente que pode ser unitário ou ligado a pônticos para uma prótese parcial fixa.

J **Desgaseificação:** processo de tratamento térmico de uma subestrutura metálica fundida num forno de porcelana, como uma das etapas preparatórias para a aplicação de uma porcelana opaca. A sujeição do metal acabado a temperaturas elevadas (980oC - 1050oC) numa atmosfera reduzida (vácuo) ou no ar queima as impurezas orgânicas da superfície e elimina os contaminantes gasosos aprisionados. Um termo mais recente e mais apropriado - oxidação - surgiu na literatura para descrever este procedimento.

J **Oxidação ou oxidação:** processo pelo qual uma subestrutura metálica é aquecida num forno de porcelana para produzir uma camada de óxido para a ligação da porcelana, bem como para limpar as superfícies de suporte da porcelana de contaminantes.

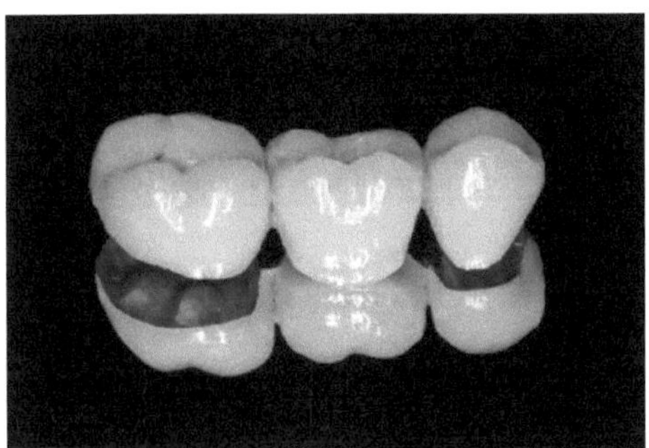

[Figura-11]

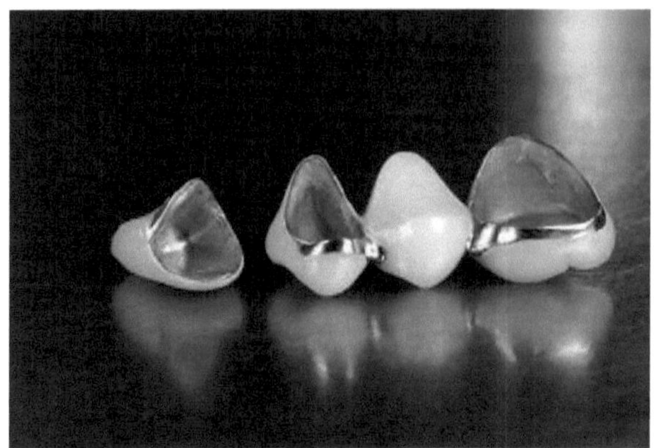

PRÓTESE METAL CERÂMICA [figura-12]

COMPONENTES DE UMA SUBESTRUTURA METALO-CERÂMICA

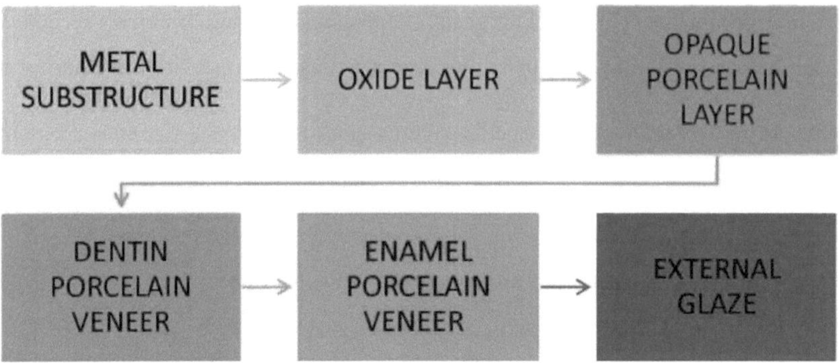

LIGAS PARA RESTAURAÇÕES DE METAL CERÂMICO (David Brown, Dental update 2005)[27]

Requisitos do substrato metálico

-1- Rígido em secção transversal fina, de modo a permitir uma preparação mínima dos dentes e a não fletir sob tensão. A flexão daria origem ao crescimento e à propagação de fissuras na porcelana de revestimento.

-2- As ligas são melhores do que os metais, uma vez que a rigidez da liga excede a dos metais que a compõem.

-3- A liga deve ser biocompatível e resistente às condições orais que provocam a corrosão.

-4- Durante a cozedura, formam-se óxidos metálicos na superfície do suporte que reagem com a porcelana para formar ligações químicas.

-5- O coeficiente de expansão térmica deve ser comparável e ligeiramente superior ao da porcelana de revestimento.

-6- Os iões formados pelo metal não devem causar descoloração.

Requisitos da porcelana de revestimento

-7- A porcelana deve ser capaz de formar ligações físicas, mecânicas e químicas com o substrato metálico. Durante a cozedura, deve molhar a superfície do substrato (contribuindo para a ligação física), fluir para quaisquer irregularidades da superfície (ligação mecânica) e reagir com quaisquer óxidos metálicos presentes (ligação química).[28]

-8- No arrefecimento, a porcelana deve estar sujeita a uma pequena tensão de compressão, devido à diferença de coeficiente de expansão térmica entre a liga e a cerâmica.

LIGAS METALOCERÂMICAS CONTEMPORÂNEAS - FUNDIÇÃO

À BASE DE OURO

❖ Estão disponíveis dois tipos de ligas ricas em ouro para a porcelana de revestimento. A primeira, ou seja, a liga com alto teor de ouro, contém um pouco mais de 10% de aditivos de liga, que são principalmente platina e paládio. Mas devido ao elevado custo intrínseco do ouro e da platina e à elevada densidade dos dois metais, o custo da quantidade necessária para construir uma restauração metalo-cerâmica é muito elevado.

❖ Existem alguns outros elementos que são adicionados pelo fabricante à liga para ajudar na componente química da ligação, formando óxidos que se dissolvem na porcelana durante a cozedura e ajudam na formação de forças de ligação atómica entre superfícies.

❖ Nestas ligas com elevado teor de ouro, os oligoelementos envolvidos na formação de óxidos são o índio, o ferro e o estanho. O cobre não é adicionado para a ligação da porcelana, pois tem tendência a dissolver-se durante a cozedura, deixando uma coloração verde.

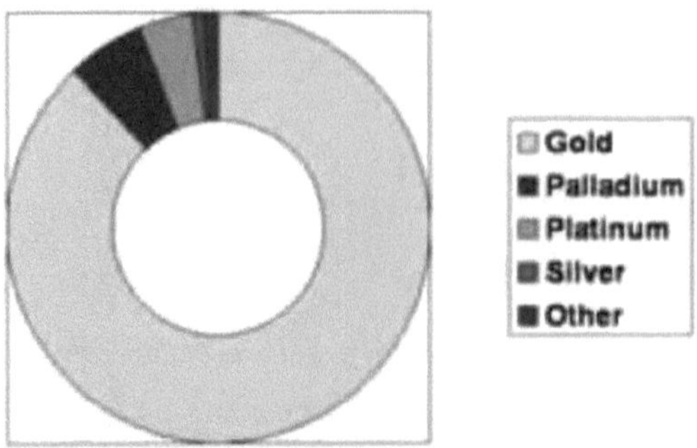

Figure 1. Typical composition of a modern, high-gold metal-ceramic alloy.

[figura-13]

❖ O segundo tipo de liga de ouro, ou seja, a liga de ouro de tipo médio, metade é ouro, enquanto a outra metade é paládio (outro metal nobre), dos quais 10% são prata. Os metais vestigiais presentes nesta liga para ligação são o cobalto, o gálio e o índio.

À BASE DE PALÁDIO

❖ Estes são produzidos através da mistura de prata com o dobro de paládio, o que forma uma liga resistente à corrosão que é relativamente mais barata do que as ligas à base de ouro.

❖ Os componentes menores destas ligas são o índio e o estanho. Devido a preocupações sobre a descoloração com a prata, foram também disponibilizadas algumas ligas sem prata. Estas são três quartos de paládio com adições de cobalto, gálio, ouro, índio, estanho e ruténio. Podem também ser adicionadas pequenas quantidades de cobre, mas este é normalmente evitado.

Os procedimentos de fundição modernos parecem ter eliminado o problema da descoloração com cobre e prata, e nenhum deles actua de forma prejudicial durante a formação de ligações metalo-cerâmicas.

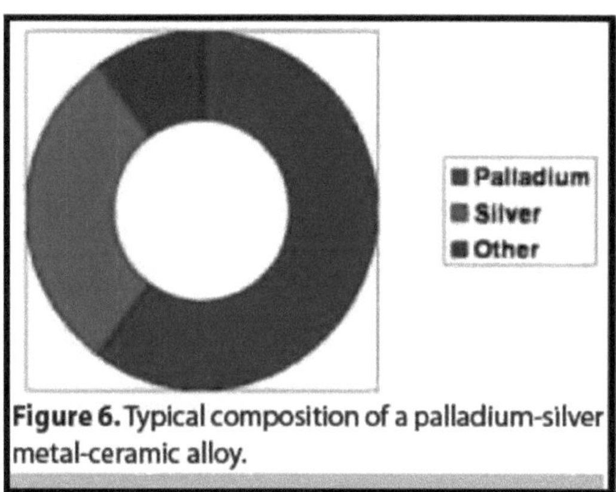

Figure 6. Typical composition of a palladium-silver metal-ceramic alloy.

[figura-14]

À BASE DE NÍQUEL

Estas ligas contêm até 20% de crómio, pelo que são resistentes à oxidação e à corrosão. As ligas de fundição modernas à base de níquel também contêm 10% de molibdénio para resistir ao embaciamento e à corrosão na presença de iões cloreto, e também contêm vestígios de alumínio, boro, carbono, cobalto, ferro, manganês; todos eles ajudam na formação de ligações entre o substrato e a cerâmica de revestimento.

O berílio foi adicionado a esta liga no passado para melhorar a capacidade de fundição. Mas Bezzon et al[2] *demonstraram que não é necessário e que, de facto, é um metal perigoso que pode ser inalado durante o acabamento e o polimento das peças fundidas. No entanto, continua a ser permitido ao abrigo das normas internacionais que regem estas ligas, desde que não represente mais de 0,02% da fração mássica (BS EN ISO 16744:2003). A esses níveis, não faz muito mais do que atuar como um elemento de refinação do grão.*

Estas têm densidades baixas, com um módulo de elasticidade inerente duas vezes superior ao das ligas de ouro de alta qualidade, pelo que a estrutura de restauração pode ser tornada rígida em secções muito finas.

Property	Ideal Material	High Gold	Gold-Palladium	Palladium - Silver	Nickel-Chromium
Biocompatible	☺☺☺	☺☺☺	☺☺	☺☺	☺
Corrosion resistant	☺☺☺	☺☺☺	☺☺	☺☺	☺☺
High modulus	☺☺☺	☹	☺	☺☺	☺☺☺
Forms strong bond	☺☺☺	☺☺	☺☺	☺☺	☺☺
Low cost	☺☺☺	☹	☺	☺☺	☺☺☺
☺good ☺☺very good ☺☺☺excellent ☹poor					

Figura 9. As propriedades dos quatro tipos de ligas de ligação metal-cerâmica disponíveis em 2005 comparadas

(referência: alloys for metal ceramic restorations, David Brown, Dental Update,2005;32; 583-586)[27] - [tabela-3]

LIGAS METALOCERÂMICAS - DESENVOLVIMENTOS RECENTES

TITÂNIO E LIGAS À BASE DE TITÂNIO

- Apesar de o titânio ter uma excelente biocompatibilidade e resistência à corrosão, juntamente com a sua capacidade de formar uma estrutura forte com o seu método de processamento superelástico descrito por Soo et al em 2004, têm uma vantagem distinta na retenção de facetas de porcelana em secções finas.

- As coroas unitárias utilizando ligas de titânio foram efectuadas com sucesso utilizando o sistema Procera, que é um sistema em constante evolução. O processo Procera AllTitan anterior envolvia a fresagem das curvas exteriores da prótese de titânio utilizando CAD/CAM, e a superfície interior era moldada através de erosão por faísca utilizando eléctrodos de grafite, que também eram fabricados pelo processo CAD/CAM.

- Mais recentemente, os copings de titânio Procera foram fabricados através da técnica metalúrgica de pó prensado[30] . Qualquer que seja o método adotado, o substrato de titânio é completado pela adição de uma camada de porcelana de baixa fusão.

- O titânio também foi ligado a metais como o paládio, o crómio, o cobre e a prata, o que resultou em módulos elásticos melhorados e formou ligações com a porcelana dentro dos limites estabelecidos pelas normas internacionais .[31]

FOILS

❖ Ao longo dos anos, foram feitas muitas tentativas para utilizar folhas de alumínio como meio de impedir a propagação de fissuras na porcelana, colando-a a um substrato metálico fino.

❖ Mclean e Sced[32] , produziram um reforço considerável através da galvanoplastia de uma folha de platina sobre estanho, permitindo a formação de uma camada de óxido de estanho na superfície à qual a faceta de porcelana se ligava. No entanto, a cor cinzenta do óxido de estanho transparecia através da porcelana, pelo que a estética era inadequada para coroas anteriores.

❖ O sistema Captek (Altamonte Springs, Flórida, EUA) deixa uma camada de ouro em contacto com a porcelana e, por isso, diz-se que produz uma aparência mais quente. Este sistema produz uma estrutura metálica fina por ligação por difusão. Neste processo, uma camada de cera, impregnada com uma liga de ouro-4% paládio-4% platina, é adaptada à matriz refractária e queimada num forno de porcelana. As partículas da liga sinterizam-se, formando uma estrutura porosa. Sobre esta estrutura é aplicada uma outra camada de cera cheia de metal, que contém partículas de ouro puro. As partículas de ouro puro fundem-se abaixo do ponto de fusão da liga Au-Pd-Pt e fluem nas porosidades, formando coifas metálicas finas de 250um para os dentes anteriores e 350um para os dentes posteriores, sobre as quais é aplicada porcelana e cozida .[33]

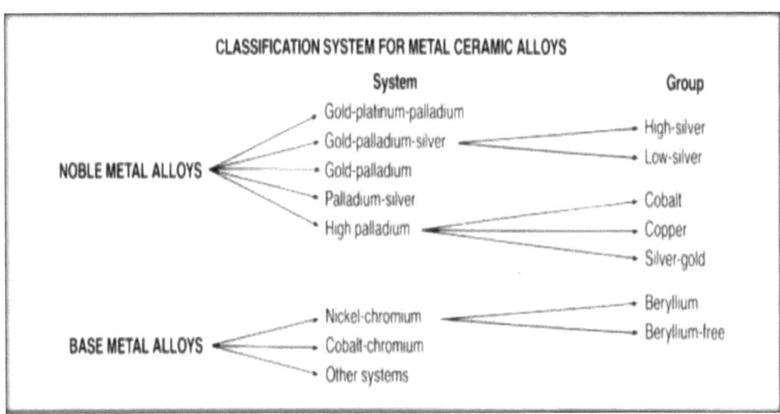

(REFERÊNCIA : Introduction to metal ceramic technology- W. Patrick Naylor)[34] [figura- 15]

FABRICO DE RESTAURAÇÕES DE METAL FUNDIDO COM CERÂMICA

-I- Preparação da superfície metálica [35]

Para obter uma boa ligação entre o coping metálico e o revestimento cerâmico, é importante que a superfície metálica seja cuidadosamente preparada. Isto envolve uma série de etapas técnicas que merecem uma análise mais atenta.

As principais razões para a preparação da superfície do metal são assegurar a remoção de quaisquer contaminantes e produzir uma camada de óxido superficial com a composição e o carácter corretos para a fusão da cerâmica. As várias fases podem ser identificadas como:

- retificação de superfícies
- aquecimento sob vácuo parcial
- decapagem ácida
- aquecimento no ar.

Retificação de superfícies

Quando a peça metálica fundida é removida do revestimento, existe sempre um revestimento residual ligado à superfície da peça fundida. A superfície está também contaminada com óxidos indesejáveis, pequenas porosidades e saliências finas, especialmente se o revestimento for suscetível de fratura da camada superficial.

S O processo de retificação é efectuado para remover todas estas imperfeições, e acredita-se que o aumento da rugosidade da superfície ajuda à retenção da cerâmica através do encravamento micromecânico.

No entanto, o próprio processo de retificação pode sofrer do problema de detritos, tais como óleos, ceras, pedaços de tecido da pele ou gases, que ficam presos nos cortes inferiores. Embora a cerâmica possa ser muito eficaz na humidificação da superfície do metal, nem sempre consegue penetrar em fissuras profundas.

S Em geral, são preferíveis os métodos de retificação que não resultem na formação de fissuras profundas, porosidades ou subcortes e, para este efeito, a utilização de brocas para fissuras ou de brocas de metal duro parecem ser os procedimentos recomendados.

J A limpeza da peça fundida com um solvente orgânico (por exemplo, tetracloreto de carbono) num banho de ultra-sons de escala removerá a contaminação da superfície que tenha surgido durante o manuseamento da peça fundida.

SIGNIFICADO CLÍNICO

A presença de ar retido e de contaminantes que se podem decompor durante a cozedura resulta em bolhas de gás na interface entre o metal e a cerâmica, causando uma degradação acentuada da resistência de união e da estética da prótese.

Aquecimento sob vácuo parcial

J No estado fundido, o metal não terá o revestimento ideal de óxido na sua superfície.

As ligas de ouro não apresentam praticamente nenhum revestimento de óxido, dada a natureza nobre deste metal.

J Uma película de óxido pode ser formada aquecendo a peça fundida a uma temperatura

próxima da temperatura de cozedura da cerâmica. Isto tem o efeito de permitir que os elementos metálicos incorporados na liga (por exemplo, estanho, índio, zinco ou gálio) migrem para a superfície e formem uma camada superficial de óxido.

J Deve ter-se o maior cuidado em assegurar que é utilizado o ciclo de aquecimento

correto. Um tratamento térmico demasiado breve pode resultar na formação de um revestimento de óxido fino ou parcial, proporcionando um substrato deficiente para a fusão da cerâmica. Um ciclo de aquecimento demasiado longo pode resultar no esgotamento dos elementos oxidantes da camada superficial da liga de ouro.

J Não se formará qualquer ligação se todo o óxido formado for removido durante o processo subsequente de decapagem ácida e se nenhum dos elementos oxidantes for deixado suficientemente próximo da superfície para permitir a formação de óxidos adicionais.

J A realização do tratamento térmico sob pressão reduzida ajuda a remover os gases que

foram absorvidos pelo metal em grandes quantidades durante o processo de fundição. A remoção destes gases ajuda a evitar a formação de bolhas interfaciais. Por este motivo, o tratamento térmico das ligas antes do ciclo de cozedura da cerâmica é frequentemente designado por tratamento de desgaseificação.

J No caso das ligas de metais de base, em que o níquel e o crómio são habitualmente utilizados, os metais oxidam muito rapidamente e o problema é geralmente o oposto do das ligas de ouro, na medida em que se forma um excesso de óxido.

J Embora os óxidos se formem naturalmente durante a cozedura da cerâmica, verificou-se que é melhor efetuar o revestimento de óxido, uma vez que este melhora a humidade da cerâmica na superfície metálica.

Decapagem ácida

J O tratamento térmico das ligas de ouro produzirá não só óxido de estanho, mas também vários outros óxidos na superfície. O processo de decapagem ácida tem por objetivo eliminar os óxidos indesejáveis em detrimento do óxido de estanho.

J Existe a vantagem adicional de a superfície escura da liga ser iluminada de cinzento para branco devido ao aumento da concentração de óxido de estanho na superfície da liga.

J Os ácidos normalmente utilizados são o ácido fluorídrico a 50% ou o ácido clorídrico a 30%, sendo este último preferido devido aos riscos associados à utilização do ácido fluorídrico.

Nem este procedimento nem o seguinte são geralmente necessários para as ligas de metais de base.

Aquecimento no ar

J É frequentemente efectuado um tratamento térmico adicional ao ar para formar um revestimento de óxido com a espessura e qualidade corretas.

J A película de óxido ideal nas ligas de metais preciosos deve ter um aspeto mate, branco-acinzentado, sendo composta principalmente por óxido de metais comuns. Se a superfície tiver um aspeto brilhante, isso indica uma falta de película de óxido e é normalmente a consequência de demasiados tratamentos de superfície repetidos.

IMPORTÂNCIA DA DILATAÇÃO TÉRMICA

A composição da cerâmica para restaurações metalo-cerâmicas tem de ser diferente da composição da cerâmica utilizada para restaurações totalmente em cerâmica.

O coeficiente de expansão térmica *(a)* dos vidros feldpáticos utilizados na construção da coroa de porcelana é de 7 -8 ppm/°C. Este valor é demasiado baixo para ser compatível com as ligas, que se situam tipicamente na ordem dos 14-16ppm/° C. Este desfasamento daria origem a problemas graves devido a uma retração diferencial excessiva durante o arrefecimento. Dependendo da sua composição, o coeficiente de expansão térmica das ligas e da cerâmica pode diferir consideravelmente.

TENSÕES INDUZIDAS TERMICAMENTE

As cerâmicas utilizadas na construção de restaurações metalo-cerâmicas perdem a sua fluidez termoplástica quando são arrefecidas abaixo da sua temperatura de transição vítrea, normalmente entre 600-700°C.

A partir deste ponto, qualquer diferença nos coeficientes de dilatação entre o metal e a cerâmica produzirá tensões na cerâmica, porque esta tenta retrair-se mais ou menos do que a subestrutura metálica, dependendo do tipo de desfasamento. Há três cenários possíveis que podem ser considerados:

❖ Quando uma_p > am, a cerâmica tentará contrair-se mais do que o metal. Como o metal impede que isso aconteça, a cerâmica estará sob um estado de tensão quando for arrefecida à temperatura ambiente, estando o metal num estado de compressão. As tensões de tração superficiais provocam a formação de fissuras superficiais e de uma superfície gretada.

(em que a é o coeficiente de dilatação térmica; p- porcelana; m- metal)

❖ Quando ap = am, os dois materiais contraem-se à mesma velocidade e não se geram tensões diferenciais.

❖ Quando ap < am, o metal tentará encolher mais do que a cerâmica e isto coloca a cerâmica num estado de compressão. Isto reduz substancialmente o potencial de fissuração da cerâmica, uma vez que estas tensões de compressão têm de ser ultrapassadas antes de a cerâmica ser colocada sob tensão. O metal estará num estado de tensão, mas, como a resistência à tração das ligas utilizadas é bastante elevada (500 1000 MPa), não há perigo de o metal falhar. Assim, a melhor situação é aquela em que o coeficiente de dilatação do metal é superior ao da cerâmica.

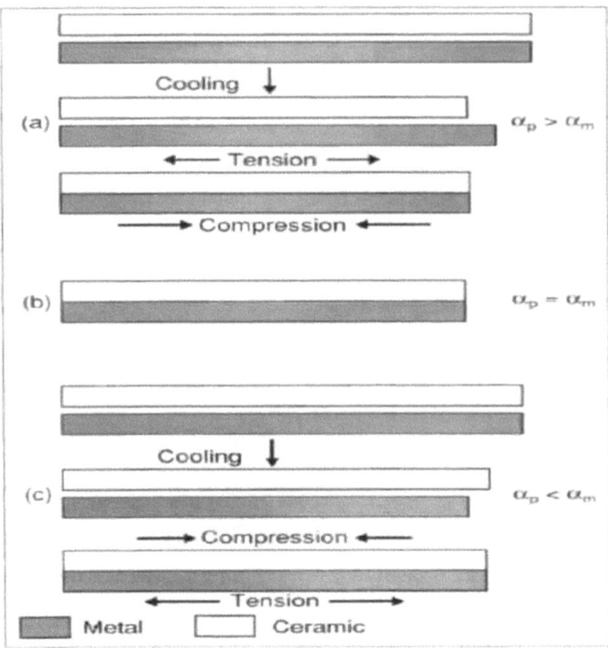

Efeito do desfasamento térmico na tensão residual no metal e na cerâmica - Van Noort[35] [figura-16]

O desfasamento não deve ser demasiado grande, uma vez que as tensões geradas no sistema podem causar fissuração ou fratura da cerâmica, ou descolamento da superfície metálica.

Quando o metal tenta encolher mais do que a cerâmica, são geradas tensões de tração radiais e uma tensão de compressão circunferencial.

Esta última é vantajosa, mas a primeira pode ser suficiente para causar a descolagem entre a cerâmica e o metal. Se o desfasamento for muito grande, as tensões radiais de tração podem provocar a fratura da própria cerâmica, com a fratura a aparecer circunferencialmente.

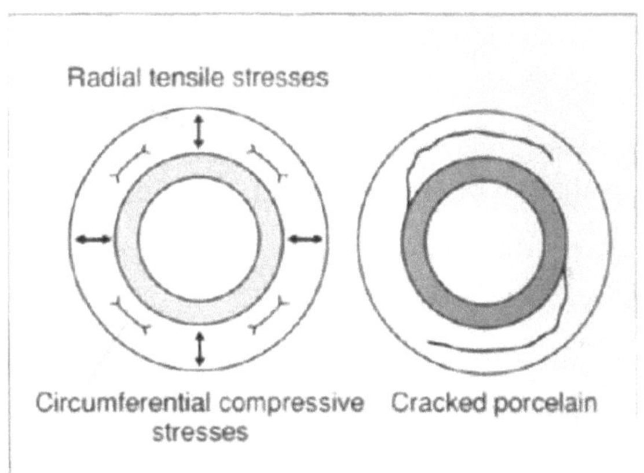

Fissuração de cerâmica ligada a metal devido a tensões de tração radiais quando ap " am[35] [figura- 17]

METAL FUNDIDO PARA PRÓTESES METALO-CERÂMICAS[1]

> Os avanços na formulação de metais e porcelana resultaram no desenvolvimento de restaurações metalo-cerâmicas. Para aderir às ligas adequadas para as coifas, as porcelanas têm de ter uma temperatura de sinterização suficientemente baixa e também têm de ter CTEs e CTCs que se aproximem dos das ligas.

> As ligas de ouro desenvolvidas para a colagem de porcelana têm intervalos de fusão mais elevados do que as ligas de ouro típicas para próteses totalmente metálicas; os intervalos de fusão mais elevados são necessários para evitar a queda, a fluência ou a fusão da coifa ou da estrutura durante a sinterização e/ou vitrificação da porcelana.

> As ligas e porcelanas utilizadas para a construção destas restaurações têm uma série de requisitos rigorosos:

S A estrutura metálica não deve derreter durante a cozedura da porcelana e deve também resistir à deformação "sag" a altas temperaturas. A deformação por flacidez ou flexão ocorre apenas a altas temperaturas. Não ocorre a temperaturas orais.

S Tanto o metal como a cerâmica devem ter coeficientes de dilatação e contração térmicos muito próximos, de modo que o metal deve ter um valor ligeiramente superior para evitar o desenvolvimento de tensões residuais de tração indesejáveis na porcelana.

J O sistema metalo-cerâmico deve ter um limite proporcional e um módulo de elasticidade elevados. O elevado módulo de elasticidade suporta uma maior tensão do que a porcelana adjacente.

COIFAS E ESTRUTURAS EM METAL FUNDIDO

Os copings e as estruturas para próteses metalo-cerâmicas são produzidos pelos seguintes métodos:

(1) eletrodeposição de ouro ou outro metal num molde duplicado,

(2) polimento e tratamento térmico de folhas metálicas num molde,

(3) Processamento CAD-CAM de um lingote metálico, e

(4) fundição de um metal puro (CP Ti) ou de uma liga (altamente nobre, nobre ou predominantemente de metal de base) pelo processo de cera perdida

(5) Processos de metal com encaixe

- I- O método mais comum é a fusão e a fundição de metais especializados. No caso do processo de fundição, as temperaturas de fusão relativamente elevadas da maioria das ligas podem provocar a rutura dos revestimentos ligados ao gesso às temperaturas de fundição, pelo que deve ser utilizado o revestimento ligado ao fosfato, mais refratário.

- I- Cada peça fundida deve ser cuidadosamente limpa para assegurar uma forte ligação à porcelana. O chamado tratamento de desgaseificação não desgaseifica efetivamente a estrutura interior da liga. Em vez disso, produz uma camada de óxido na superfície da liga que é essencial para a formação da ligação porcelana-metal. A oxidação do metal é necessária para todos os sistemas ouro-porcelana.

- U O óleo dos dedos e de outras fontes, tais como linhas de ar, representa um possível contaminante. A superfície pode ser limpa de forma adequada através do acabamento com pedras cerâmicas limpas ou diamantes sinterizados, que são utilizados exclusivamente para o acabamento. O jato de areia final com abrasivo de alumina de elevada pureza antes da oxidação garante que a porcelana será ligada a uma superfície limpa e mecanicamente retentiva.

- A porcelana opaca é condensada sobre a superfície oxidada a uma espessura de cerca de 0,3 mm e é depois cozida à temperatura de sinterização. De seguida, aplica-se a porcelana translúcida e cria-se a forma do dente. A unidade é novamente cozida. Podem ser necessários vários ciclos de aplicação e cozedura de porcelana para completar a restauração. Um esmalte final é então produzido, quer por auto-esmaltagem, quer por cozedura de uma camada de sobre-esmalte.

CREEP OU SAG

Se o metal tiver a composição adequada, a fluência pode ser reduzida de modo a que ocorra um efeito de reforço da dispersão a uma temperatura elevada.

Quando certas ligas de ouro são aquecidas a aproximadamente 980 *°C,* ocorre a precipitação de uma segunda fase que pode endurecer ou fortalecer a liga. Esta fluência foi reduzida nalgumas das ligas comerciais, mas aparentemente não pode ser eliminada.

A temperatura de solidus (o limite inferior do intervalo de fusão) das ligas de metais comuns, como o níquel-crómio, é mais elevada do que a das ligas de ouro; por conseguinte,

As ligas de metais de base são menos susceptíveis à deformação por flacidez do que as ligas à base de ouro.

A deformação por *fluência* a alta temperatura de algumas ligas nobres e altamente nobres ocorre quando a temperatura se aproxima dos 980 °C. Quando a temperatura da liga diminui em 100 °C ou mais, não ocorre mais deformação por fluência.

CONDENSAÇÃO DE PORCELANA

O processo de condensação da porcelana dentária refere-se a qualquer procedimento que resulte no empacotamento (condensação) das partículas de porcelana não cozidas sobre si próprias. À medida que as partículas se aproximam umas das outras, o ar e a humidade que anteriormente ocupavam o espaço entre as partículas individuais deslocam-se para a superfície da acumulação. Qualquer líquido ou ar aprisionado na porcelana não cozida resulta em vazios na porcelana cozida.

A porcelana para próteses cerâmicas e metalo-cerâmicas, bem como para outras aplicações, é fornecida como um pó fino concebido para ser misturado com água ou outro líquido e condensado na forma desejada.

As partículas de pó têm uma distribuição de tamanho específica para produzir a porcelana mais densamente embalada quando são corretamente condensadas. Se as partículas fossem do mesmo tamanho, a densidade de empacotamento não seria tão elevada. Uma condensação correta e completa é também crucial para obter um empacotamento denso das partículas de pó.

OBJECTIVO DA CONDENSAÇÃO:

- menor retração de cozedura e
- menor porosidade na porcelana cozida.

MÉTODOS DE CONDENSAÇÃO[34]

- ação capilar
- vibração
- espatulação
- chicoteamento
- adição de pó seco

1. ACÇÃO CAPILAR

- Esta técnica consiste em secar uma acumulação húmida com papel absorvente (por exemplo, lenço de papel facial, gaze ou papel absorvente), utilizando a tensão superficial (ação capilar) para retirar o líquido e unir as partículas de porcelana .[36]

- Uma vez que a ação capilar ou a tensão superficial, por si só, não são suficientes para a condensação de partículas, esta técnica é geralmente utilizada em conjunto com outras técnicas.

- A vibração ou batimento seguido de esfregaço repete-se até que o líquido deixe de poder ser forçado para a subsuperfície da porcelana. Um toque delicado é tudo o que é necessário para a limpeza. Uma técnica demasiado agressiva pode deslocar a acumulação de porcelana da subestrutura metálica subjacente ou pode deslocar a porcelana da sua posição pretendida.

2. VIBRAÇÃO

- O método mais simples e mais fácil de vibração consiste em passar um instrumento serrilhado sobre o colo do hemostato que segura a restauração[37] , ou batendo suavemente no colo do instrumento. Em alternativa, o molde que segura a restauração pode ser totalmente batido ou vibrado.

- O resultado final da vibração força o excesso de água para a superfície da porcelana. Em seguida, é utilizado o método de borrar para absorver o excesso de líquido da superfície da porcelana.

- Vários dispositivos utilizados para este método são escovas vibratórias, espátulas e condensadores ultra-sónicos.

- A tensão superficial é a força que faz com que todos os líquidos se contraiam até à sua área de superfície mais pequena possível. Esta propriedade transforma as gotículas de água numa massa esférica. Quando o mata-borrão é utilizado sozinho, toda a humidade disponível perto da superfície é retirada, mas é necessária alguma ação para trazer o excesso de água para a superfície.

3. ESPATULAÇÃO

- Neste método, é utilizada uma espátula ou um escultor de porcelana para aplicar e, em seguida, esfregar (bater) a acumulação de porcelana para forçar o líquido na superfície .[36.37]

- Existem maiores probabilidades de deslocamento da acumulação de porcelana, especialmente com demasiada pressão nas fases iniciais da acumulação. Um deslocamento não detectado resulta em fissuras na porcelana .[37]

4. WHIPPING

- Trata-se de uma variação do método de vibração. À medida que a porcelana se vai acumulando, um pincel de zibelina n.º 10 é movido sobre a superfície da porcelana num movimento de chicotada, o que força o excesso de líquido sobre a superfície. Este excesso de líquido pode então ser removido com um pano.

5. ADIÇÃO DE PÓ SECO

- Esta abordagem é o método menos utilizado e menos conhecido de condensação de porcelana. Envolve a aspersão de pó de porcelana seco numa área de porcelana húmida[37] , utilizando o excesso de líquido da porcelana húmida para humedecer as adições de pó. Este método é também conhecido como "aplicação com pincel".

- DESVANTAGENS:

- Estimar a quantidade correta de pó a adicionar.
- Colocação do pó numa posição adequada na restauração.

Existe uma grande controvérsia sobre o melhor método para a condensação da porcelana.

O passo mais crítico para uma construção densa e sem vazios é a mistura correta da porcelana \. e o manuseamento da porcelana húmida.

SINTERIZAÇÃO

-1- As reacções termoquímicas entre os componentes do pó de porcelana estão praticamente concluídas durante o processo de fabrico original.

-2- Objetivo da cozedura: É sinterizar corretamente as partículas de pó durante um determinado tempo e combinação para formar a prótese.

-3- Algumas reacções químicas ocorrem durante tempos de cozedura prolongados ou cozeduras múltiplas. De particular importância são as alterações observadas no conteúdo de leucite das porcelanas concebidas para o fabrico de restaurações metalo-cerâmicas.

-4- **Leucite** - fase cristalina de elevada expansão e elevada contração, cuja fração volumétrica na matriz vítrea pode afetar grandemente o coeficiente de contração térmica da porcelana. Alterações no teor de leucite podem causar o desenvolvimento de um coeficiente de contração térmica inadequado entre a porcelana e o metal e, assim, produzir tensões durante o arrefecimento que são suficientes para causar a formação de fissuras na porcelana.

PROCEDIMENTO DE PRÉ-COMBUSTÃO:

-5- A massa de porcelana condensada é colocada em frente ou por baixo da mufla de um forno pré-aquecido a cerca de 650 °C para a porcelana de baixa fusão.

-6- Este procedimento de pré-aquecimento permite que a água restante se evapore. A colocação da massa condensada diretamente num forno, mesmo que moderadamente quente, resulta numa rápida produção de vapor, introduzindo vazios ou fracturando grandes secções do folheado. Após um pré-aquecimento de aproximadamente cinco minutos, a porcelana é colocada no forno e o ciclo de cozedura é iniciado.

FOGO

-7- A dimensão das partículas de pó influencia não só o grau de condensação da porcelana, mas também a solidez ou a densidade aparente do produto final.

-8- À temperatura inicial de cozedura, os espaços vazios são ocupados pela atmosfera do forno. Com o início da sinterização das partículas, as partículas de porcelana unem-se nos seus pontos de contacto e a estrutura encolhe e densifica-se. À medida que a temperatura aumenta, o vidro sinterizado flui gradualmente para preencher os espaços de ar.

-9- No entanto, o ar fica preso sob a forma de vazios, porque a massa fundida é demasiado viscosa para permitir a saída de todo o ar. Uma ajuda na redução da porosidade na porcelana dentária é a *cozedura em vácuo.*

A sinterização completa é conseguida quando a estrutura atinge 100% da sua densidade teórica. No entanto, é pouco provável que tal aconteça, mesmo na presença de vácuo, uma vez que é muito improvável que toda a porosidade seja eliminada nas condições típicas de sinterização dentária.

Queima a vácuo

-10- Quando a porcelana é colocada no forno, as partículas de pó são embaladas em conjunto com canais de ar à sua volta. Como a pressão do ar no interior da mufla do forno é reduzida a cerca de um décimo da pressão atmosférica pela bomba de vácuo, o ar à volta das partículas é também reduzido a esta pressão.

-11- Com o aumento da temperatura, as partículas sinterizam-se e formam-se poros fechados no interior da massa de porcelana. O ar no interior destes poros é isolado da atmosfera do forno.

-12- A uma temperatura cerca de 55 °C abaixo da temperatura de sinterização, o vácuo é libertado e a pressão no interior do forno aumenta por um fator de 10, de 0,1 para 1 atm. Como a pressão é aumentada por um fator de 10, os poros são comprimidos para um décimo do seu tamanho original e o volume total de porosidade é reduzido em conformidade.

-13- Nem todo o ar pode ser evacuado do forno e estão presentes algumas bolhas, mas são nitidamente mais pequenas do que as obtidas com o método habitual de queima de ar. Numa condição de 95% a 99% de densidade teórica, a cerâmica de revestimento dentário é considerada madura ou totalmente sinterizada.

OPACIFICAÇÃO DA SUBESTRUTURA METÁLICA[34]

O primeiro material de porcelana a ser aplicado após o tratamento da coifa metálica é a porcelana opaca.

FUNÇÕES DA PORCELANA OPACA

1. Estabelece a ligação entre a porcelana e o metal
2. Mascara a cor da subestrutura metálica
3. Inicia o desenvolvimento da tonalidade selecionada.

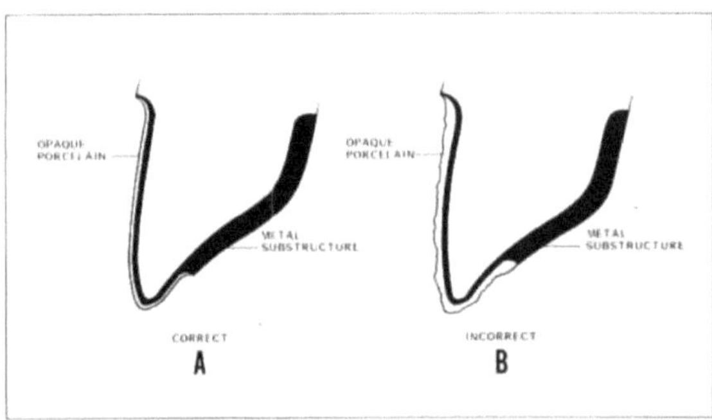

Fig 8-15 The fired opaque should be smooth and uniform in thickness *(A)* with care taken to avoid pooling at the porcelain-metal junction and the formation of a thick, irregular layer *(B)*.

[figure-18]

ESPESSURA: a gama de espessura adequada para a porcelana opaca é geralmente considerada como sendo de 0,2-0,3 mm[38,39,40] , embora alguns autores recomendem 0,1-0,5 mm .[41]

MÉTODO DE APLICAÇÃO DA PORCELANA OPACA:

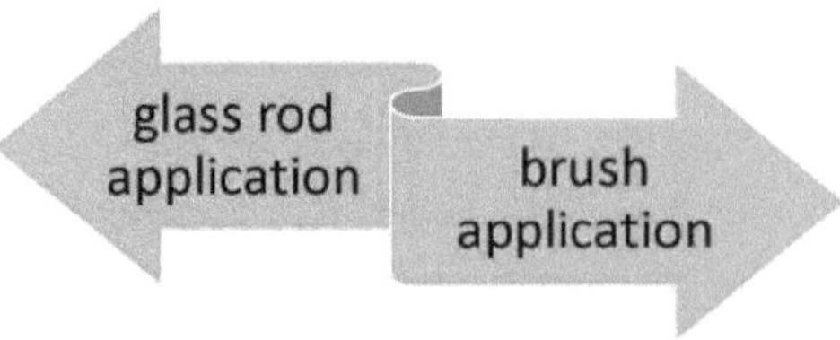

A porcelana opaca pode ser aplicada por dois métodos diferentes:

- Técnica de disparo único

- Duas técnicas de queima separadas

Técnica de disparo único:

- Este método utiliza a porcelana opaca para mascarar completamente o revestimento metálico numa só camada, que é depois cozida.
- Uma segunda queima é efectuada apenas para cobrir as zonas mais finas.

Duas técnicas de queima:

- A primeira aplicação é uma "lavagem fina", efectuada à temperatura específica recomendada para a marca.
- A camada inicial humedece a superfície metálica e é coberta por uma segunda camada após a cozedura da primeira.

O resultado final da aplicação da porcelana opaca deve ser uma camada lisa e uniforme. Deve evitar-se um excesso de aplicação que provoque a acumulação da porcelana na junção metal-porcelana.

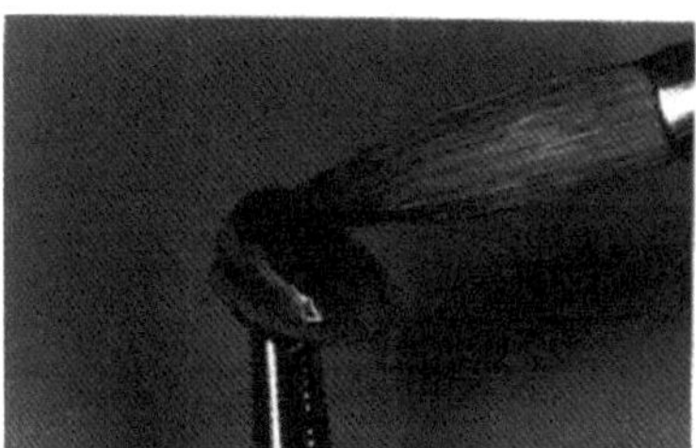

Fig 8-18 The areas to be opaqued on this oxidized restoration (Protocol alloy, Williams Dental Co) are lightly wetted with the opaque liquid. The casting can be vibrated to thoroughly wet these surfaces.

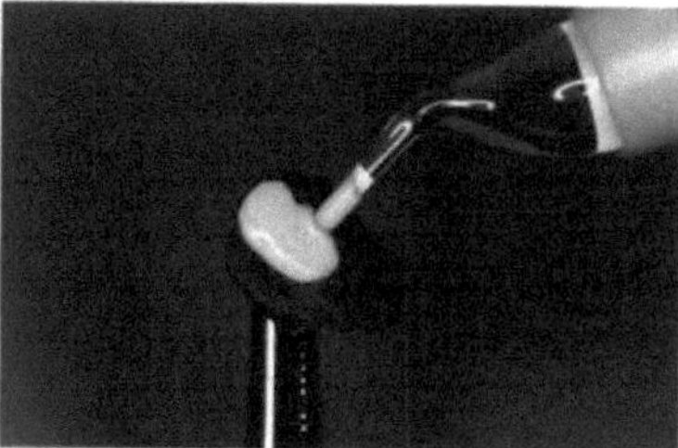

Fig 8-19 Using the pointed end of the Tanaka glass rod, opaque porcelain is placed on the most convex surface of the restoration.

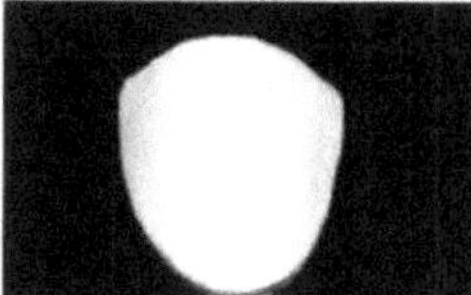

Fig 8-27 A properly fired (sintered) opaque layer should have a sheen or eggshell glisten.

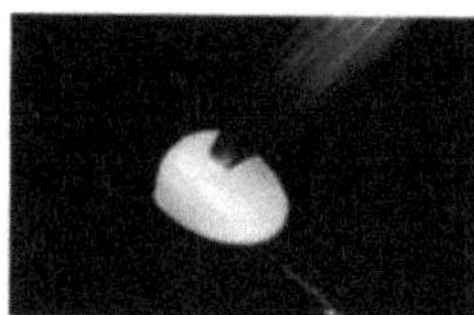

Fig 8-28 If a second opaque application and firing is needed, wet the first layer with opaque medium and then apply the second opaque layer.

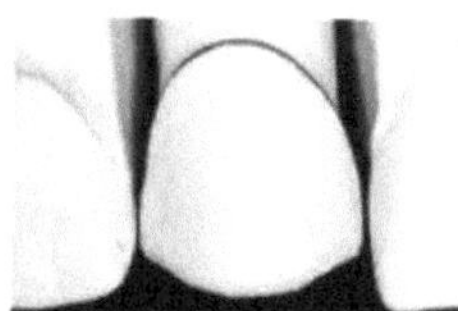

Fig 8-29 The completed opaque layer should completely mask the oxidized metal substructure. Inspect and clean the inside of the casting and return it to its die and the master cast.

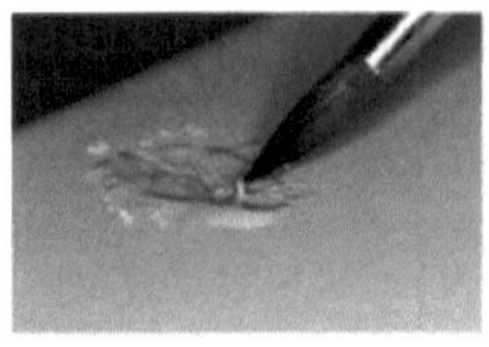

Fig 8-30 Opaque porcelain can also be applied with a brush. Load the tip of a large brush and carry the porcelain to the metal substructure.

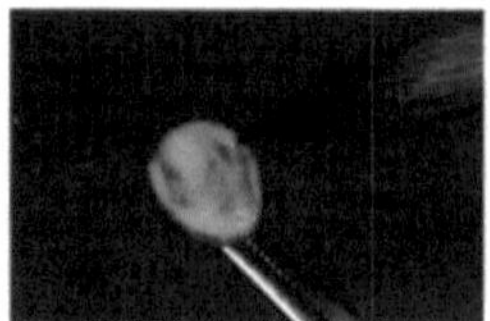

Fig 8-31a Some ceramists prefer to apply and fire a thin initial layer of opaque to thoroughly wet the porcelain-bearing surface.

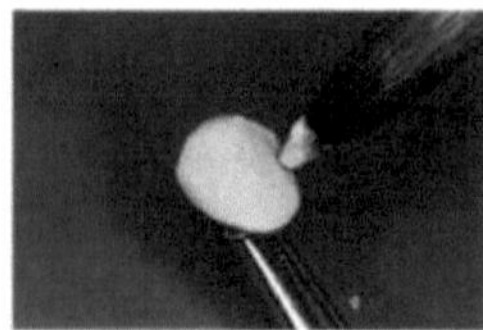

Fig 8-31b The technique of masking the oxidized surface completely with the first layer of opaque is equally as popular.

[figure-19][34]

ARREFECIMENTO:

- O arrefecimento correto de uma prótese revestida a porcelana, desde a temperatura de cozedura até à temperatura ambiente, é um assunto de grande importância. A exposição da porcelana dentária a mudanças bruscas de temperatura (choque térmico) resulta em fracturas catastróficas.

- O arrefecimento da porcelana dentária é uma questão complexa, especialmente quando a porcelana está ligada a um substrato metálico. O coeficiente de contração térmica da porcelana que contém leucite aumenta após a cozedura múltipla da prótese metalo-cerâmica, tornando-a mais suscetível de fissurar ou esboroar devido ao desenvolvimento de tensões de tração.

- Uma vez que é utilizado um metal dúctil como núcleo interno de uma coroa metalo-cerâmica, as fissuras não se propagam no metal, mas podem progredir através da cerâmica de revestimento ou na região interfacial. A porcelana é protegida por uma tensão compressiva residual, com um design e propriedades físicas adequados da porcelana e do metal, de modo a que a fratura frágil do revestimento possa ser evitada ou, pelo menos, minimizada.

- Embora a maioria das restaurações metalo-cerâmicas envolva coifas metálicas fundidas, nos últimos anos têm sido desenvolvidas várias abordagens inovadoras não fundidas (eletrodeposição, fresagem, estampagem e polimento) para o fabrico de subestruturas metálicas. A resistência à fratura das próteses metalo-cerâmicas feitas a partir destes núcleos metálicos é menos fiável em comparação com as feitas a partir de coifas e estruturas metálicas fundidas tradicionais.

SOBREGRAVAÇÃO E SOMBREAMENTO DE CERÂMICA

Cerâmica de esmalte - Um pó cerâmico especialmente formulado que é misturado com um líquido, aplicado numa superfície cerâmica e aquecido a uma temperatura adequada durante um período de tempo suficiente para formar uma camada vítrea lisa.

Existem dois tipos de esmalte:[42,26]

- esmalte natural
- sobreglaze

> Se o vidrado for removido por trituração, a resistência transversal é 40 a 46% inferior à da porcelana com a camada de vidrado intacta. O vidrado é eficaz na redução da propagação de fissuras na superfície exterior porque as falhas superficiais podem ser colmatadas e a superfície estará sob um estado de tensão compressiva .[43]

> Se a superfície da porcelana for rugosa, recomenda-se um tratamento de esmalte natural, uma vez que a resistência à fratura da superfície é superior à das porcelanas não esmaltadas. As porcelanas para próteses metalo-cerâmicas e cerâmicas, facetas de porcelana ou dentes de dentadura podem ser caracterizadas com corantes e esmaltes para proporcionar um aspeto mais realista.

> As temperaturas de fusão dos vidrados são reduzidas pela adição de modificadores de vidro que diminuem um pouco a durabilidade química dos vidrados. Os pigmentos são simplesmente esmaltes coloridos e estão sujeitos aos mesmos problemas de durabilidade química. No entanto, a maioria dos vidrados atualmente disponíveis têm uma durabilidade adequada se tiverem uma espessura igual ou superior a 50 μm.

> Um método para assegurar que os corantes de caraterização aplicados serão permanentes é utilizá-los internamente. A coloração e caraterização internas podem produzir um resultado realista, particularmente quando as linhas de craquelé do esmalte simulado e outras caraterísticas são incorporadas na porcelana em vez de serem meramente aplicadas à superfície.

> A desvantagem da coloração interna e da caraterização é que a porcelana tem de ser completamente removida se a cor ou a caraterização não forem adequadas.

> É lógico assumir que o polimento fino de uma superfície rugosa seguido de vitrificação produz superfícies mais lisas do que o polimento isolado, o jato de areia seguido de vitrificação, ou a retificação com diamante seguida de vitrificação. Uma superfície altamente polida e vidrada é mais lisa do que as superfícies de espécimes vidrados que foram jactados com areia ou desbastados com um diamante seguido de vidragem.

CREMA NATURAL[34]

> Um vidrado natural ou vidrado próprio refere-se ao processo em que o restauro é cozido a uma temperatura igual ou ligeiramente superior à temperatura de cozedura original.

> A coroa que deve ter esmalte natural é cozida após a aplicação de corantes, de acordo com as instruções do fabricante para a técnica de esmalte natural.

> A restauração é primeiro deixada a secar à entrada da mufla do forno, dando às manchas um aspeto seco e calcário. De seguida, a coroa é introduzida lentamente no forno de porcelana e cozida à temperatura de esmalte natural recomendada pelo fabricante. Segue-se a remoção imediata da restauração ou a manutenção da restauração à temperatura de glazeamento durante um curto intervalo de tempo, normalmente 1-2 minutos, até que a superfície exterior da porcelana desenvolva o brilho natural desejado.

> A temperatura a que a porcelana é submetida é suficientemente elevada para que as partículas de porcelana se fundam e formem uma "pele" lisa e brilhante. Durante este ciclo de cozedura, a porcelana à superfície vitrifica (derrete) apenas o suficiente para fazer fluir as irregularidades ou porosidades da superfície. Este processo é efectuado sem vácuo, ou seja, em condições de pressão atmosférica.

> A porcelana auto-brilhante baseia-se numa relação tempo-temperatura: quanto mais elevada for a temperatura ou quanto mais tempo a porcelana for mantida a essa temperatura, mais lisa será a superfície.

QUEIMA A UMA TEMPERATURA DEMASIADO ELEVADA OU DURANTE UM PERÍODO DE TEMPO PROLONGADO

> Se a porcelana for cozida a uma temperatura demasiado elevada ou durante um

período de tempo demasiado longo à temperatura natural do vidrado, a porcelana pode cair (fluxo piroplástico), perder os contornos naturais, recristalizar e tornar-se opaca (desvitrificação). Podem também surgir regiões de aspeto branco calcário na superfície da porcelana.

FASES DE MATURAÇÃO DA PORCELANA [44]

As diferentes fases da sinterização ou da cozedura são classificadas como

BISQUE BAIXO:

A superfície da porcelana é muito porosa e absorve facilmente a água da superfície do molde. Nesta fase, as partículas de porcelana começam a sinterizar-se. A retração é mínima e a porcelana é extremamente fraca e friável.

BISQUE MÉDIO:

A superfície da porcelana continua a ser porosa, mas o fluxo é aumentado. O ar aprisionado toma a forma de uma esfera. Verifica-se uma contração definitiva.

BISQUE ALTO:

A superfície da porcelana apresenta-se brilhante e lisa. Isto ocorre porque a partícula sinterizada flui e sela a pele da superfície. Nesta fase, a porcelana tem uma resistência adequada e podem ser efectuadas correcções.

As adições de porcelana podem ser efectuadas em qualquer uma das fases de cozedura do biscoito, mas normalmente são feitas nas fases de biscoito médio e alto.

LIGAÇÃO METAL-CERÂMICA

A natureza da ligação entre o coping metálico e a cerâmica tem sido amplamente estudada e é geralmente aceite que estão envolvidos três mecanismos:

Retenção mecânica

Ajuste de compressão

Ligação química.

Retenção mecânica:

Ocorre quando a cerâmica flui para os espaços microscópicos na superfície do metal.

- A rugosidade da superfície é muitas vezes melhorada através da aplicação de um abrasivo de ar de alumina ou por retificação, de modo a aumentar a quantidade de encravamento.

- Isto tem a vantagem adicional de produzir uma superfície muito limpa que ajuda a molhar a cerâmica no metal.

- Uma boa adesão depende de um contacto íntimo entre a cerâmica e o coping metálico e quaisquer contaminantes irão comprometer a qualidade da ligação.

- Antes de a cerâmica ser aplicada à superfície da coifa, esta é submetida a um ciclo de desgaseificação no forno, que queima as impurezas remanescentes e reduz a formação de bolhas devido a gases presos na interface.

Ajuste de compressão:

- A maioria das cerâmicas tem um coeficiente de expansão térmica consideravelmente inferior ao dos metais. No arrefecimento, o metal tentará contrair-se mais do que a cerâmica, devido ao seu coeficiente de expansão mais elevado. Isto deixa a cerâmica num estado de compressão.

- Embora isto seja potencialmente muito benéfico para este material frágil, é importante que o desfasamento nos coeficientes de expansão térmica seja apenas pequeno.

- Se o desfasamento for demasiado grande, as tensões internas criadas durante o arrefecimento podem provocar a fratura da cerâmica, sendo o local mais provável de fratura a interface entre o metal e a cerâmica.

Ligação química:

- Atualmente, existem provas consideráveis de que é criada uma forte ligação química entre a cerâmica e o revestimento de óxido no metal.

- Durante a cozedura, a cerâmica é levada acima da sua temperatura de transição vítrea, de modo a poder fundir-se com os óxidos da superfície metálica através da migração dos óxidos metálicos para a cerâmica.

- No caso das coifas de liga de ouro, são adicionadas pequenas quantidades de elementos formadores de óxido à liga, uma vez que o ouro não forma naturalmente um óxido. Como consequência, a resistência da ligação entre o metal e a cerâmica é muito maior. Este facto demonstra a importância da presença de óxidos na superfície.

FALHAS DE LIGAÇÃO METAL-CERÂMICA

A aderência entre a liga fundida e a porcelana é muito importante e os investigadores utilizaram uma variedade de configurações de teste com cargas de cisalhamento, tração, flexão e torção para determinar a resistência da ligação metalo-cerâmica. Podem ocorrer falhas adesivas ou coesivas nas restaurações metalo-cerâmicas.

A fratura da restauração que está inteiramente dentro da porcelana é uma fratura coesiva. Num estudo realizado por Meyer et al[45] não foram encontradas diferenças significativas na resistência à tração diametral das porcelanas comerciais para a queima ao ar e para a queima em vácuo. Com base nesta investigação, a resistência à tração da ligação metal-cerâmica deve ser superior a 28 MPa para que se verifique uma falha coesiva através da porcelana e não uma falha na interface metal-cerâmica. Os resultados de muitos estudos[46,47,48] concluíram que a falha coesiva da porcelana ocorre dentro de 1539 MPa (2200-5700 psi), enquanto que a resistência ao cisalhamento varia de 55-103 MPa (8000- 15000 psi).

O'Brien conduziu os seus estudos, centrando-se no modo de fracasso das restaurações metalo-cerâmicas em vez da medição das resistências de ligação ao cisalhamento.

A falha adesiva ou coesiva pode ocorrer em seis locais possíveis ou numa combinação destes locais .[49]

A falha do adesivo pode ocorrer em:

1. Na interface porcelana-metal, se não estiver presente uma camada de óxido
2. Na interface metal-óxido metálico
3. Na interface porcelana-óxido metálico

A falha coesiva pode ocorrer a :

1. Através da porcelana (que é o modo desejado)
2. Através do óxido metálico
3. Através do metal

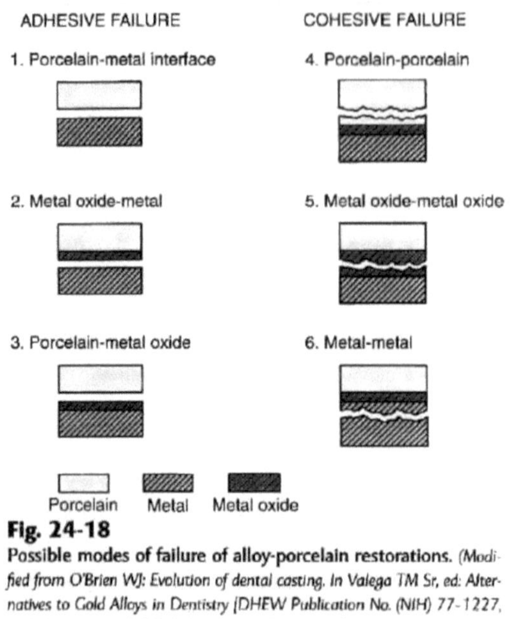

Fig. 24-18

Possible modes of failure of alloy-porcelain restorations. *(Modified from O'Brien WJ: Evolution of dental casting. In Valega TM Sr, ed: Alternatives to Gold Alloys in Dentistry [DHEW Publication No. (NIH) 77-1227, p 5]. Washington, DC, U.S. Government Printing Office, 1977.)*

[figure-20]

TODOS OS SISTEMAS CERÂMICOS

O termo "*ALL-CERAMIC* " refere-se a -

Qualquer material de restauração composto exclusivamente por cerâmica, como porcelana feldspática, vitrocerâmica, sistemas de núcleo de alumina e determinadas combinações destes materiais .[50]

Em 2004, Kelly[51] também esclareceu que a cerâmica é um "compósito", ou seja, uma composição de duas ou mais entidades distintas. Propôs uma forma simplificada de organizar o panorama de todos os sistemas cerâmicos como: a. Materiais predominantemente vítreos, b. Vidros com partículas, c. Cerâmicas policristalinas

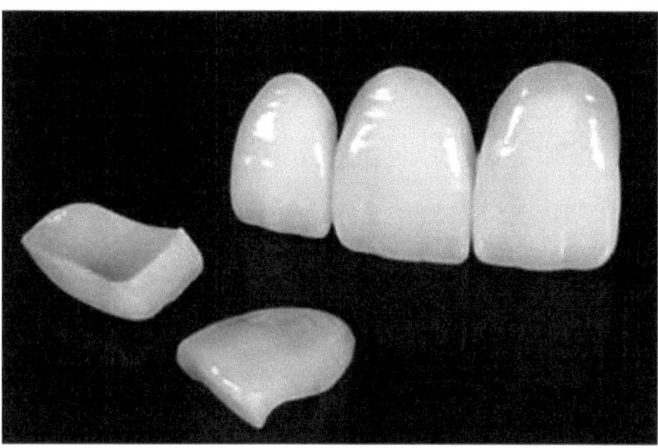

Facetas totalmente em cerâmica [figura-21]

CLASSIFICAÇÃO DE TODOS OS SISTEMAS CERÂMICOS

A. Com base nas suas fases microestruturais

B. Com base nos seus métodos de processamento

VANTAGENS DA CERÂMICA PURA

1) O restauro mais realista e esteticamente mais agradável.

2) É translúcido, tem estabilidade de cor, e há uma maior contribuição de cor da estrutura dentária subjacente e uma melhor fluorescência.

3) Se for construído sobre uma preparação uniformemente reduzida e equilibrada, tem uma longa esperança de vida na maioria dos pacientes.

4) O advento da cozedura a vácuo reduziu as bolhas, produzindo uma restauração de textura fina com melhor translucidez e maior resistência ao impacto.

5) Os cimentos de ataque ácido e de ligação adesiva também melhoraram as propriedades físicas da coroa totalmente em cerâmica.

6) A cerâmica é **biologicamente aceitável** e bem tolerada pelos tecidos moles.

7) Inércia

8) Resistência à corrosão

9) Baixa condutividade térmica ou eléctrica

10) As coroas de cerâmica cimentadas em pilares naturais e as cimentadas em suportes artificiais têm a mesma incidência de fratura; por conseguinte, uma coroa de cerâmica pode ser utilizada com êxito após a colocação de um pilar e núcleo de metal fundido num dente não vital.

DESVANTAGENS DA CERÂMICA PURA

1) O principal problema da coroa totalmente em cerâmica é a sua fragilidade quando cimentada com cimentos convencionais.

2) A margem da coroa de porcelana pode não ser tão exacta como uma margem de gesso.

Por conseguinte, recomenda-se a utilização de cimentos de resina ou de ionómero de resina.

3) A sombra cervical ou "linha negra" é causada pela "perturbação da luz

harmonia entre a raiz e a coroa" do dente preparado e os tecidos moles sobrejacentes.

- Devem ser feitos todos os esforços para minimizar a lesão dos tecidos gengivais.
- A preparação da margem nunca deve exceder a profundidade do sulco; numa boca saudável, esta distância pode ser de 1-3 mm.
- Por conseguinte, a margem da coroa deve ser colocada idealmente no sulco, meio a 1 mm abaixo da crista gengival.
- Se a largura biológica estiver comprometida, há potencial para alterações na estrutura óssea sublinhada com possível recessão gengival e formação de bolsas.

- Se a recessão puder ser evitada, então é eliminado um grande problema estético.
- O problema da recessão dos tecidos pode ocorrer independentemente dos cuidados tomados para não irritar as fibras gengivais durante a preparação.
- A melhor maneira de evitar a irritação é estender a margem gengival para o sulco com uma pedra de diamante de corte de extremidade biselada concebida para ajudar a proteger o tecido.

4) Caro

INDICAÇÕES

- A estrutura dentária é demasiado pequena para reduzir o dente o suficiente para a porcelana fundida ao metal com uma superfície oclusal totalmente em porcelana.
- A obtenção do melhor resultado estético é a consideração mais importante.
- O doente é alérgico ao metal.

CONTRA-INDICAÇÕES

- O dente natural não está completamente erupcionado.
- A preparação de uma coroa totalmente em cerâmica causaria inevitavelmente o envolvimento pulpar.
- O doente pratica desportos de contacto ou tem um hábito parafuncional, como fumar cachimbo, que implica um contacto intenso com pequenas áreas da dentição.

COM BASE NA FASE MICROESTRUTURAL

-1- Sistemas à base de vidro

-2- Sistemas à base de vidro com uma segunda fase cristalina

-3- Cerâmicas de fase interpenetrante

-4- Sólidos policristalinos

SISTEMAS À BASE DE VIDRO (Vidro amorfo)

- As cerâmicas de vidro amorfo são feitas de materiais que contêm principalmente sílica, com quantidades variáveis de alumina.
- Os feldspatos são aluminossilicatos de ocorrência natural que são modificados de

muitas formas e utilizados em medicina dentária.

- Estes materiais foram utilizados pela primeira vez no fabrico de dentes de porcelana.

- Uma vez que as suas propriedades mecânicas são baixas (resistência à flexão: 50-60MPa), é utilizado apenas como material de revestimento.

SISTEMAS À BASE DE VIDRO COM UMA SEGUNDA FASE CRISTALINA

- Este sistema inclui uma vasta gama devido às diferentes proporções entre a fase vítrea e a segunda fase cristalina.

- A fase vítrea é semelhante à da porcelana feldspática convencional; a diferença reside no tipo variável de cristais que foram adicionados ou desenvolvidos na matriz vítrea. A fase cristalina pode ser:

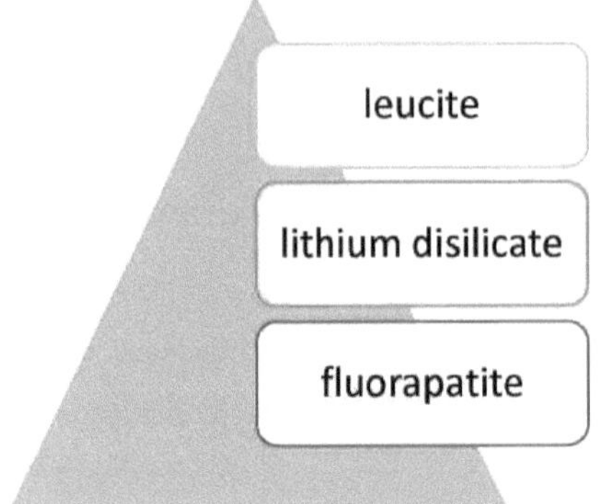

- Vidro feldspático com leucite :

- Semelhante à porcelana feldspática convencional, esta nova geração de porcelana tem cristais de leucite muito mais finos (10-20μm) e uma distribuição de partículas muito uniforme em todo o vidro.

- Dependendo da quantidade de leucite presente, é classificada como cerâmica de teor moderado ou elevado de leucite.

Por exemplo: d.SIGN (Ivoclar Vivadent), Finesse (Dentsply), Authentic (Jensen), PM™ 9 (Vita), OPC (Pentron): processado pelo método de prensagem a quente.

- Cerâmica de vidro de dissilicato de lítio :

- A matriz de vidro é constituída por silicato de lítio e dissilicato de lítio e cristais de ortofosfato de lítio submicrónico.

- Esta fase cristalina constitui cerca de 70 vol% do vidro cerâmico.

- O dissilicato de lítio é constituído por muitos pequenos cristais semelhantes a placas interligadas, orientados de forma aleatória, que impedem a propagação de fissuras.

- Assim, este tipo de cerâmica tem uma resistência à flexão muito superior à da cerâmica feldspática (cerca de 3 vezes superior).

- Este material também apresenta uma maior translucidez devido ao índice de refração relativamente baixo dos cristais de dissilicato de lítio.

- Introduzida pela Ivoclar Vivadent como Empress II (atualmente como e.max pressable & machinable ceramics) 3G OPC, uma cerâmica de vidro prensável da Pentron.

- Vidro de aluminossilicato contendo fluorapatite :

- A porcelana de revestimento constituída por cristais de fluorapatite num vidro de aluminossilicato é colocada sobre o núcleo.

- **A fluorapatite,** um fosfato de cálcio que contém flúor, contribui para o CET e para as propriedades ópticas da porcelana, pelo que pode ser utilizada como material de revestimento, pelo que corresponde ao material cerâmico de núcleo prensável ou maquinável de dissilicato de lítio.

- Ex: Dicor que contém cristais de fluormica tetrasilica numa matriz de vidro

CERÂMICAS DE FASE INTERPENETRANTE:

- Esta classe de cerâmica, introduzida em 1988, consiste em pelo menos 2 fases diferentes, entrelaçadas e estendendo-se continuamente da superfície interna para a externa.

- São fabricados começando por criar uma matriz cristalina de núcleo poroso com um módulo elevado, conhecida como esponja cerâmica.

- Estes poros são depois preenchidos com aluminossilicato de lantânio, um material de segunda fase.

- A fim de produzir um material denso e interpenetrante, a ação capilar é utilizada para atrair e preencher os poros.

- A matriz cerâmica pode ser fabricada através da técnica de fundição por deslizamento ou fresada a partir de um bloco pré-sinterizado.

- Por exemplo: In-Ceram(Vita) , uma família que inclui: In-Ceram Alumina In-Ceram Spinell (alumina e magnésia) In-Ceram Zirconia

Spinell tem maior translucidez - usado em anteriors.

Alumina - pode ser utilizada para coroas unitárias para todos os dentes.

Zircónia - só pode ser utilizada para molares devido à sua opacidade.

SÓLIDOS POLICRISTALINOS:

- Esta classe de material é o material de estrutura cerâmica de núcleo sólido sobre o qual a porcelana de revestimento é depois colocada, tal como a alumina e a zircónia de núcleo sólido.

- Trata-se de cerâmicas sólidas, monofásicas, formadas por sinterização direta de cristais sem qualquer matriz interveniente para formar uma estrutura policristalina densa, sem ar e sem vidro.

- Por exemplo: Procera All Ceram Alumina (Nobel Biocare), o primeiro material policristalino totalmente denso desenvolvido.

Os sistemas à base de vidro com e sem uma segunda fase cristalina são graváveis e, por conseguinte, mais fáceis de colar, enquanto os sistemas cristalinos (cerâmicas de fase interpenetrante e cerâmicas sólidas policristalinas) não podem ser gravados e são, por conseguinte, muito mais difíceis de colar.

Os sistemas à base de vidro e as cerâmicas interpenetrantes estão disponíveis sob a forma de pó e líquido, que podem ser pré-processados para fabricar blocos sinterizados, enquanto os sólidos policristalinos estão disponíveis sob a forma de blocos pré-sinterizados.

P Os sistemas pó-líquido têm menos resistência em comparação com os blocos pré-sinterizados, uma vez que tendem a ter mais bolhas de ar e falhas em comparação com os blocos que são densos e bem compactados.

CERÂMICA COM BASE NAS SUAS TÉCNICAS DE TRANSFORMAÇÃO

- Sistemas convencionais de polpa de pó
- Cerâmica moldável
- Cerâmica prensável
- Cerâmica Infiltrada
- Cerâmica maquinável

CONDENSAÇÃO DE PÓ

- Sistema convencional de pó/líquido
- Molde deslizante
- **SISTEMA CONVENCIONAL DE PÓ/LÍQUIDO:**
- Esta é considerada a forma tradicional de fabrico de uma restauração totalmente em cerâmica. Esta técnica envolve a aplicação de porcelana húmida com um pincel especial e, em seguida, a compactação da porcelana através da remoção do excesso de humidade.
- O pó cerâmico é misturado com água desionizada ou com um líquido de modelação especial fornecido pelo fabricante.
- São manipulados à mão, condensados e vibrados no local para remover a água e o ar aprisionado, melhorando a densidade e reduzindo o encolhimento durante a cozedura.
- A porcelana é então cozida sob vácuo, permitindo uma maior compactação .[52]
- As cerâmicas fabricadas por esta técnica têm uma grande quantidade de

translucidez e são altamente estéticas[53] , e são utilizadas principalmente como camadas de revestimento .

Exemplos de sistemas que utilizam esta técnica:

- HiCeram - porcelana reforçada com alumina
- Duceram LFC (Dentsply) - porcelana de baixa fusão hidrotérmica
- Optec HSP - porcelana reforçada com leucite
- Finesse low fusing (Dentsply
- IPS e.max Ceram (Ivoclar-Vivadent)
- IPS Eris (Ivoclar-Vivadent)
- Lava Ceram (3M ESPE)Vita D (Vita Zahnfabrik)
- Vitadur Alpha (Vita Zahnfabrik)
- Vita N (Vita Zahnfabrik)

A condensação de pó utiliza porcelana feldspática.

Porcelana feldspática:

Os feldspatos potássicos e sódicos são elementos naturais compostos principalmente por potassa (K2O) e soda (Na2O), contendo também alumina (Al2O) e soda (Na2O). A leucite e uma fase vítrea são formadas quando o feldspato potássico é queimado a altas temperaturas. Esta fase vítrea amolece durante a cozedura, permitindo a coalescência das partículas de pó de porcelana. Este processo é designado por *sinterização em fase líquida.* Este processo ocorre a uma temperatura relativamente elevada, permitindo a formação de um sólido denso. Uma vez que a leucite tem um grande coeficiente de expansão térmica, é adicionada a alguns vidros para controlar a sua expansão térmica.

A porcelana feldspática é composta principalmente por componentes de óxido, incluindo

- SiO2 (52-62 % em peso)
- Al2O (11-16 % em peso)
- Na2O (5-7 % em peso)
- Li2O e B2O como aditivos

Porcelana reforçada com alumina (porcelanas aluminosas) - Hiceram

- **A McLean & Hughes**[52] introduziu a porcelana reforçada com alumina contendo até 40-50% em peso de Al_2O_3 fundido.

- Estes foram desenvolvidos com o objetivo de melhorar a resistência das coroas de porcelana sem sacrificar a estética.

- São 40% mais resistentes do que a porcelana feldspática

- Resistência à flexão-120 MPa

- As partículas de alumina dispersas na matriz de vidro têm uma resistência à tração muito elevada, interrompendo assim a propagação de fissuras.

- Reduz a porosidade sub-superficial e a formação de microfissuras, aumentando assim a resistência à fratura.

Dois requisitos importantes quando se utilizam estas porcelanas reforçadas com carga são :

1) Uma ligação entre as partículas de enchimento e a matriz

2) Um coeficiente de expansão térmica idêntico para as duas fases

O vidro utilizado para a incorporação dos cristais de alumina é geralmente um vidro borossilicatado que contém:

Sílica62-65% em peso

Alumina 17-20 % em peso

Potássio6 ,5-7,7 % em peso

Soda4 ,2-4,7 % em peso

Cal1 ,6-1,8 % em peso

Óxido bórico 6,7-7,3 % em peso

A resistência e a opacidade da porcelana aluminosa dependem do :

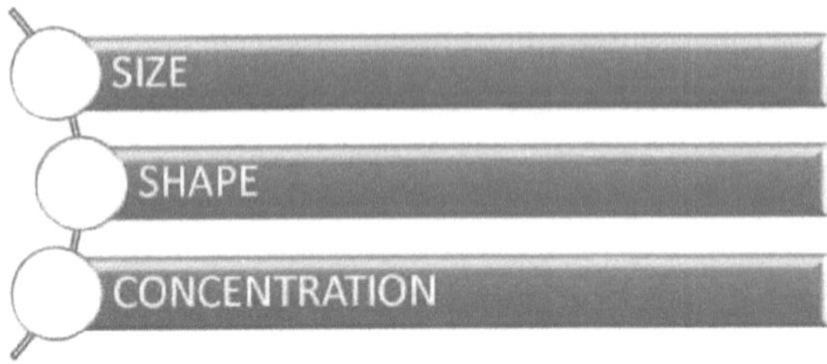

TAMANHO DOS CRISTAIS DE ALUMINA

- Quanto mais fino for o tamanho do grão, maior será a resistência;
- Mas, ao mesmo tempo, ocorre um aumento da opacidade devido à elevada diferença de índice de refração dos dois componentes, o que provoca uma maior dispersão da luz.
- As porcelanas muito opacas não são desejáveis, pois aumentariam a quantidade de luz reflectida.
- Por outro lado, os grãos grosseiros de alumina reduzem a resistência devido ao "efeito de entalhe" criado nos limites dos grãos.
- No entanto, estas apresentam uma maior transmissão de luz e são menos opacas.
- O tamanho do grão, em média, deve ser de 25µm (máximo de 37 µm), o que permitiria a transmissão de luz de pelo menos 10-15% em discos de 1mm de espessura e ser suficientemente fino para resistências suficientes.
- A gama de tamanhos do pó de vidro também é importante (<40µms), uma vez que este pó amolece e flui mais facilmente à volta dos grãos de alumina, produzindo densidades sinterizadas elevadas.

FORMA DO ENCHIMENTO

- Os grãos arredondados são preferíveis aos angulares, uma vez que estes últimos interferem com o fluxo da fase vítrea, produzindo falhas à volta dos grãos e reduzindo assim a resistência.

CONCENTRAÇÃO DE CRISTAIS DE ALUMINA

- A concentração dos cristais de alumina deve variar entre 40 e 50% em peso.
- Uma concentração superior a esta impediria o fluxo completo e a humidificação

pela matriz vítrea, resultando numa interface fraca entre o material de enchimento e a matriz.

- No caso de porcelanas aluminosas, quando os cristais de alumina são mais de 50% em peso, as densidades podem ser melhoradas através da pré-fritura dos cristais de alumina e do pó de vidro a 1200·C e, em seguida, moer novamente o composto de vidro cristalino para ser incorporado na matriz de vidro.
- Este processo permite uma humidificação completa do vidro e uma forte formação de ligações químicas, apesar da elevada percentagem de corpos de alumina.
- Os cristais de alumina aumentam a resistência através de dois mecanismos:

1) Os cristais reduzem a área de superfície da matriz onde se podem formar microfissuras
2) Os cristais aumentam a resistência à fratura na porcelana de corpo

PROPRIEDADES:

- Resistência à compressão : 3,16,000 psi
- Resistência transversal: 20.000 psi
- Resistência ao cisalhamento : 21.000 psi
- Módulo de rutura : 15.000 psi
- As porcelanas utilizadas nesta técnica são :

Porcelana com núcleo - porcelana de maior resistência - opaca - contendo até 50% em peso de cristais de alumina fundida

corpo de porcelana - 15% de alumina cristalina e

porcelana de esmalte - 5% de alumina cristalina para melhorar a translucidez

Seiber et al 1981 :melhor reflexão da luz do que a porcelana fundida com metal

Temperatura de cozedura: núcleo-1050-1100 -C

Folheado- 900-995 -C

MODIFICAÇÃO : HI CERAM

- É uma coroa de núcleo reforçado por dispersão fabricada utilizando um molde refratário.

- A sua química é semelhante à do núcleo de alumina tradicional, mas tem um teor de alumina mais elevado.
- Quando queimado diretamente no molde refratário, obtém-se um acabamento superficial naturalmente rugoso que contribui para a retenção da restauração.
- A resistência à flexão é de aproximadamente - 155 MPa.

PORCELANA REFORÇADA COM LEUCITE (OPTEC HSP)

- Estas porcelanas contêm cristais dispersos de leucite alumino-silicato de potássio ($KAlSi_2O_6$) - numa matriz vítrea.
- Inicialmente, a leucite foi adicionada à porcelana feldspática para fazer coincidir o seu coeficiente de dilatação térmica com o dos metais. No entanto, mais tarde verificou-se que actuam como cargas de reforço devido à sua elevada resistência à tração.
- Assim, as porcelanas reforçadas com leucite são consideradas mais fortes do que as porcelanas feldspáticas convencionais.
- A leucite e os componentes vítreos são fundidos durante a cozedura a 1020° C. A acumulação, a condensação e o contorno são efectuados utilizando a técnica de pasta de pó num material especial semi-permeável.
- Teor de leucite - 50,6 wt%.
- Podem ser utilizados tanto para o corpo como para as partes incisais, uma vez que os cristais de leucite proporcionam uma estética suficiente e não há necessidade de porcelana translúcida.

VANTAGENS:

- Ausência de metal ou de subestrutura opaca, boa translucidez.
- Resistência à flexão moderada, superior à das porcelanas feldspáticas convencionais.
- Capacidade de ser utilizado sem equipamento laboratorial especial.

DESVANTAGENS:

- Imprecisão da margem causada pela contração da sinterização da porcelana.
- Potencial de fratura em dentes posteriores.
- O aumento do teor de leucite pode causar um desgaste in vitro relativamente elevado dos dentes opostos.

UTILIZAÇÕES

Utilizado para inlays, onlays, coroas para áreas de baixa tensão e facetas.

DUCERAM LFC

- Também designada por cerâmica hidrotérmica de baixa fusão.
- É composto por um vidro amorfo que contém iões de hidroxilo. Propriedades:

S Maior densidade

S Maior resistência à flexão

S Maior resistência à fratura

S Dureza inferior à dos feldspáticos.

- A restauração é feita em duas camadas - a camada de base (uma porcelana contendo leucite) é colocada no molde refratário utilizando a técnica de pasta de pó e cozida a 930º C. A segunda camada de Duceram LFC é aplicada sobre a camada de base e cozida a 660º C. Esta camada está disponível em várias tonalidades e podem ser-lhe adicionados pigmentos.
- Não são necessários equipamentos ou técnicas laboratoriais especiais para o processo de fabrico.

UTILIZAÇÕES

Fabrico de inlays, facetas e coroas de contorno completo.

MOLDAGEM POR DESLIZAMENTO

- Esta técnica consiste em formar um molde com a geometria desejada da estrutura e deitar uma barbotina no molde formado.
- O gesso é normalmente utilizado para formar o molde devido à sua capacidade de

extrair alguma da água da barbotina. O deslizamento é então compactado contra o molde, formando uma estrutura.

- A estrutura é então retirada do molde por sinterização parcial. A cerâmica resultante é muito fraca e porosa e deve ser infiltrada com vidro ou totalmente sinterizada antes da aplicação da porcelana de revestimento .[52]

- Os materiais processados por esta técnica tendem a ter menos defeitos de processamento e apresentam uma maior resistência do que a porcelana feldspática convencional.[53]

In-Ceram Alumina (Vita Zahnfabrik)

- Este material foi introduzido pela primeira vez em 1989, e foi o primeiro sistema de cerâmica pura disponível para restaurações unitárias e FPDs anteriores de 3 unidades .[54]

- Uma pasta de Al2O é aplicada num molde refratário e sinterizada durante 10 horas a 1120°C .[55,56]

- Isto produz uma estrutura porosa de partículas de alumina que é infiltrada com vidro de lantum durante uma segunda cozedura de 4 horas a 1100°C. Este procedimento é efectuado para remover porosidades, aumentar a resistência e limitar os locais de propagação de fissuras[56] . De seguida, é utilizada porcelana feldspática para revestir a coifa produzida .[57]

- O In-Ceram Alumina é considerado um material forte com uma resistência média à flexão biaxial de 600 MPa .[58]

LIMITAÇÃO:

O material não deve ser utilizado em zonas estéticas porque não permite a transmissão total da luz .[59]

UTILIZAÇÃO:

In-Ceram Alumina é recomendado para coroas anteriores e posteriores e FPDs anteriores .[43]

In-Ceram Spinell (Vita Zahnfabrik)

- O In-Ceram Spinell foi introduzido em 1994 para ultrapassar a opacidade do In-

Ceram Alumina.

- A estrutura contém uma mistura de magnésia e alumina (MgAl2O4) para melhorar a translucidez do material .[59,60]

- Os princípios básicos de fabrico são os mesmos que os do In-Ceram Alumina. Tem uma resistência à flexão de 250 Mpa, que é inferior à da In-Ceram Alumina[43] . A In Ceram Spinell é indicada para coroas anteriores devido à sua baixa resistência à flexão .[61]

Zircónio In-Ceram (Vita Zahnfabrik)

- O In Ceram Zirconia é considerado uma modificação do sistema In-Ceram Alumina com a adição de 35% de óxido de zircónio parcialmente estabilizado ao deslizamento para aumentar a resistência da cerâmica .[62]

- A cerâmica é fabricada utilizando a técnica tradicional de fundição por deslizamento. A zircónia In-Ceram é considerada o mais forte dos três núcleos da técnica de fundição por deslizamento, tendo uma resistência à flexão de 700 MPa .[43]

- O material é considerado opaco e tem uma translucidez fraca, limitando a sua utilização para coroas posteriores e FPDs posteriores .[63]

CERÂMICA PRENSADA A QUENTE

- O método de cera perdida é utilizado para fabricar moldes para cerâmicas dentárias prensáveis.

- As cerâmicas prensáveis estão disponíveis nos fabricantes como lingotes pré-fabricados feitos de partículas cristalinas distribuídas por um material vítreo.

- A microestrutura é semelhante à das porcelanas em pó; no entanto, as cerâmicas prensáveis não contêm muita porosidade e podem ter um teor cristalino mais elevado, porque os lingotes são fabricados a partir de lingotes de vidro não poroso, aplicando um tratamento térmico que transforma parte do vidro em cristais.

- É de esperar que este processo produza um material bem controlado e homogéneo. No laboratório de prótese dentária, os lingotes prensáveis são aquecidos a uma temperatura em que se tornam um líquido altamente viscoso e são lentamente prensados no molde de cera perdida.

VANTAGENS

A vantagem da prensagem a quente é que os técnicos de prótese dentária já têm experiência na obtenção de uma boa precisão de ajuste utilizando o método de cera perdida com ligas metálicas .[64,65]

Contrariamente à intuição, o maior teor cristalino e a ausência de porosidade não conduzem a um aumento da resistência à fratura ou a uma diminuição da variabilidade da resistência .[66]

UTILIZAÇÕES

S As cerâmicas prensáveis têm normalmente aplicação apenas como materiais de núcleo e de estrutura.

J Estão disponíveis materiais de revestimento prensáveis, como o IPS e.max ZirPress (Ivoclar-Vivadent, Schaan, Liechtenstein), mas a profundidade da estética em camadas pode ser limitada quando se utilizam cerâmicas prensáveis como materiais de revestimento.

O IPS Empress® e o IPS Empress 2® (Ivoclar Vivadent) são representantes de materiais que utilizam a técnica de prensagem a quente para fabrico.

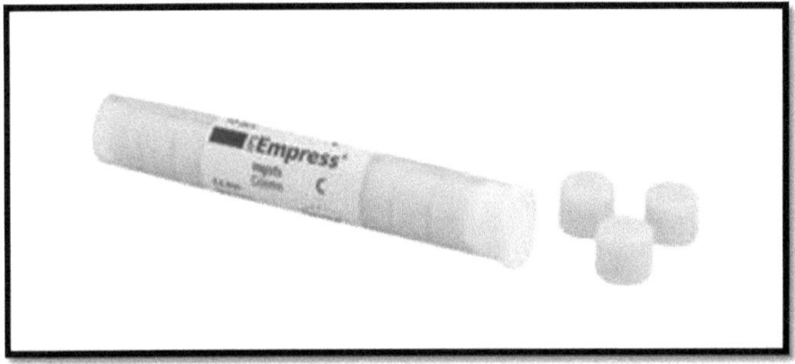

IPS Empress INGOTS [figura-22]

IPS Empress (Ivoclar Vivadent)

J IPS Empress é uma cerâmica de vidro reforçada com leucite (SiO_2-Al_2O_3) .[67]

J O IPS Empress tem uma baixa resistência à flexão de 112±10 MPa, o que limita a sua utilização a restaurações unitárias de cobertura completa na região anterior .[43]

IPS Empress 2 (Ivoclar Vivadent)

J O IPS Empress 2 é um vidro cerâmico de dissilicato de lítio (SiO2-Li2O)[6] 8.

J O IPS Empress 2 tem uma resistência à flexão de 400±40 MPa, que é muito superior à do IPS Empress[67] . A sua maior resistência à flexão torna-o adequado para o uso na fabricação de FPDs de 3 unidades na região anterior, e pode estender-se até o segundo pré-molar .[69,70]

J Tanto o IPS Empress como o IPS Empress 2 são recomendados em situações em que é necessária uma translucidez média a elevada .[59]

J São consideradas restaurações monocromáticas que podem ser caracterizadas à superfície com a tonalidade desejada e produzem uma estética comparável à das técnicas de estratificação .[71]

J Outro exemplo é o **IPS e.max Press (Ivoclar Vivadent)**, que foi introduzido em 2005. É considerado como um material cerâmico de prensagem melhorado quando comparado com o IPS Empress 2. Tem melhores propriedades físicas e uma estética melhorada .[72]

Table 21-6 Properties of Two Pressable Glass-Ceramics

Property	IPS Empress	IPS Empress2
Flexural strength (MPa)	112 ± 10	400 ± 40
Fracture toughness (MPa·m$^{1/2}$)	1.3 ± 0.1	3.3 ± 0.3
Thermal expansion coefficient (ppm/° C)	15.0 ± 0.25	10.6 ± 0.25
Chemical durability (μg/cm^2)	100-200	50
Pressing temperature (° C)	1180	920
Veneering temperature (° C)	910	800

Modified from Höland W, and Beall G (eds): Glass-ceramic technology. Westerville, OH, The American Ceramic Society, 2002.

[table-4]

VIDRO FUNDIDO CERÂMICA

-1- Uma vitrocerâmica é um material que é moldado na forma desejada como um vidro e subsequentemente tratado termicamente em condições controladas para induzir a desvitrificação parcial ou a cristalização.

-2- Este processo de conversão, que envolve a nucleação e o crescimento de cristais, é designado por "ceramização" e é acompanhado por uma alteração de volume pequena e controlada. As partículas cristalinas, agulhas ou placas formadas durante o processo de ceramização constituem uma rede interligada, que aumenta a resistência do material ao interromper a propagação de fissuras.

-3- A primeira cerâmica de vidro fundível disponível comercialmente para utilização dentária foi fabricada pela Corning Glass Works e denominada "**Dicor**". A primeira descrição do Dicor foi feita por Adair e Grossman em 1984 .[73]

-4- COMPOSIÇÃO:

SiO2, K2O, MgO, MgF2, pequenas quantidades de Al2O3 e ZrO2 incorporadas para efeitos de durabilidade e um agente fluorescente para efeitos estéticos. O flúor actua como um agente nucleante e melhora a fluidez do vidro fundido.

Após a ceramização, o material é aproximadamente 55% cristalino e contém cristais de fluoreto tetrasilico (K2Mg5Si8O20Fl), numa matriz vítrea.

O índice de refração destes cristais é próximo do da matriz de vidro circundante, ajudando a manter a translucidez no corpo desvitrificado.

Os cristais de mica são acromáticos e a cor desejada na cerâmica é desenvolvida através da adição de corantes externos, que podem ser removidos durante o ajuste oclusal, a profilaxia oral de rotina ou a utilização de géis de flúor acidulados.

-5- FABRICAÇÃO:

O processo cerâmico é fabricado de forma semelhante à técnica de fundição por cera perdida utilizada para os metais. É feito um molde de cera semelhante à restauração final e investido num material refratário ligado a fosfato. Em seguida, o vidro fundido é lançado no molde aquecido após a desparafinação.

O núcleo de vidro fundido é depois suavemente jato de areia e revestido com um material protetor (incorporação) e sujeito a tratamento térmico (ceramização). A adição de 2,5% de fluoreto de lítio ao material de incorporação para a mica cristalina aumenta a resistência à fratura da vitrocerâmica.

-I- PROPRIEDADES

[tabela-5]

Imóveis	Dicor	Esmalte	Porcelana feldspática
Densidade (g/cm3)	2.7	3	2.4
Translucidez	0.56	0.48	0.27
Módulo de rutura, psi	22nu000	1500	1100
Resistência à compressão	120000	58000	25000
Módulo de elasticidade, psi(x 106)	10.2	12.2	12.0
Microdureza	362	343	450

QUALIDADES ESTÉTICAS :

- As restaurações Dicor são altamente estéticas devido à sua elevada translucidez, que se aproxima da do esmalte dentário natural.
- Os pequenos cristais de mica que constituem as cerâmicas moldáveis têm um índice de refração muito semelhante ao da fase vítrea circundante.
- A cerâmica fundível permite uma restauração numa só peça do mesmo material e não existe qualquer subestrutura opaca que impeça a dispersão da luz.
- ' *Efeito camaleão'* : o restauro adquire uma parte da cor de

dentes adjacentes, obturações, bem como o cimento subjacente.

DURABILIDADE

- O DICOR pode suportar 20 anos de abrasão simulada por uma escova de dentes sem qualquer alteração.
- O desgaste da cerâmica fundida ou da dentição oposta é reduzido quando se utilizam restaurações DICOR. As duas razões para esta propriedade são:

I. Dureza muito próxima entre a cerâmica fundida e o esmalte natural.

II. As porcelanas de sombreamento DICOR contêm um mínimo de agentes opacificantes abrasivos.

ACEITAÇÃO DE TECIDOS:

- DICOR é quimicamente inerte e demonstrou ser aprovado em todos os testes de biocompatibilidade.
- A reação do tecido periodontal ao DICOR é considerada favorável devido a :

1. Não é necessário utilizar porcelana opaca para mascarar a subestrutura metálica. As porcelanas opacas de grão grosso favorecem geralmente a aderência da placa
2. A ausência de uma camada opaca permite ao técnico obter uma translucidez natural na área gengival sem contornar demasiado a restauração, o que é normalmente observado nas restaurações metalo-cerâmicas.

VANTAGENS:

J Excelente ajuste marginal

J Resistência relativamente elevada

J A dureza da superfície e o desgaste oclusal são semelhantes aos do esmalte

J Pode reproduzir padrões de cera com precisão, utilizando a técnica de cera perdida.

J Fabrico simples e descomplicado, desde o enceramento à fundição, passando pela ceramização e coloração

J Facilidade de adaptação

J Excelente estética resultante da translucidez natural

J Resistência inerente à acumulação de placa bacteriana (sete vezes menos do que nas superfícies dentárias naturais).

DESVANTAGENS:

> Possibilidade de perder porcelanas de tonalidade feldspática de baixa fusão, que foram aplicadas para obter uma boa correspondência de cores.

UTILIZAÇÕES:

Inlays, onlays, coroas completas e eventualmente restaurações parciais de cobertura dentária. Não é indicado para pilares de próteses parciais fixas e amovíveis com apoios profundos ou encaixes internos.

CERÂMICA DE APATITE FUNDÍVEL (CERA PEARL)

-1- A cerâmica de apatite fundível foi inicialmente desenvolvida pelo grupo Hobo e Bioceram como cerâmica de vidro CaO-P2O5-MgO-SiO2.

-2- A sua fundição, uma vez obtida, tem uma estrutura amorfa mas, quando sujeita a ceramização, resulta em oxilapatite cristalina, Ca10(PO4)6O. Esta apatite é quimicamente instável, mas torna-se estável quando exposta à humidade, formando hidroxilapatite cristalina.

-3- Em comparação com o esmalte normal, os cristais do CeraPearl apresentam uma disposição algo irregular e esta disposição diferente é provavelmente responsável pelas suas propriedades mecânicas superiores.

COMPOSIÇÃO:

O CeraPearl é composto por Cao, P2O5, Mgo, SiO2 e vestígios de outros elementos.

CaO - 45% 'I essencial para a formação dos cristais de hidroxilapatite.

P2O5 - 15% -[1]

MgO - 5% - ajuda na formação da hidroxiapatite e, juntamente com o CaO, diminui a viscosidade do composto quando fundido.

SiO2 em combinação com P2O5 - forma a matriz.

O SiO2 também regula as propriedades térmicas.

PROPRIEDADES:

-1- Uma vez que a composição cristalina é semelhante à do esmalte natural, espera-se que o CeraPearl seja bastante biocompatível.

-2- O módulo de Young, a resistência à tração e a resistência à compressão do CeraPearl são sensivelmente superiores aos das porcelanas convencionais e à maioria dos materiais de restauração. A dureza compara-se favoravelmente com a do esmalte natural.

No entanto, o CeraPearl está ainda em fase de investigação e não está ainda disponível comercialmente.

CERÂMICA MAQUINÁVEL

Estes produtos são fornecidos como lingotes de cerâmica em várias tonalidades e, com a ajuda de uma máquina, são fabricados em inlays, onlays, coroas e facetas.

O processo de fabrico envolve a exposição do lingote de cerâmica a um aparelho de maquinação, que produz os contornos desejados. Segue-se o ajuste oclusal, o polimento, o condicionamento e a colagem da restauração final ao dente preparado.

A restauração maquinada pode ser envidraçada após o ajuste ter sido efectuado para obter as caraterísticas desejadas.

Os diferentes tipos de lingotes utilizados para o efeito são os seguintes:

a) ***Cerec vitablocs Mark I:*** Trata-se de uma porcelana feldspática e foi a primeira composição utilizada com o sistema Cerec (Siemens). A sua composição, resistência e caraterísticas de desgaste são semelhantes às da porcelana feldspática utilizada em restaurações de porcelana fundida com metal.

b) ***Cerec Vitablocs Mark II:*** Trata-se de porcelana feldspática de elevada resistência e tem um tamanho de grão mais fino do que a composição Mark I. A avaliação laboratorial demonstrou um menor desgaste abrasivo da estrutura dentária oposta com este material, mas não existem provas clínicas que documentem esta conclusão.

c) ***Dicor MGC:*** Trata-se de uma cerâmica de vidro com cristais de mica de fluorossilicato numa matriz de vidro. A sua resistência à flexão é superior à das composições fundíveis Dicor e Cerec. Além disso, demonstrou-se in vitro que é mais macia e menos abrasiva do que a Cerec Mark I, mas provavelmente causa mais desgaste do que a Cerec Mark II.

d) *Celay:* Trata-se de uma porcelana feldspática fina, que os fabricantes afirmam ser semelhante à Cerec Mark II. Nesta base, é de esperar que as propriedades físicas e clínicas das duas sejam semelhantes. Pensa-se que causam um menor desgaste da estrutura dentária oposta, mas não existem dados clínicos que comprovem esta afirmação.

TECNOLOGIA CAD/CAM

O Dr. Duret foi o primeiro a desenvolver o CAD/CAM dentário[74] . A partir de 1971, começou a fabricar coroas com uma impressão ótica do pilar, seguida de desenho e fresagem. Mais tarde, desenvolveu o sistema Sopha.

O Dr. Mormann desenvolveu o sistema CEREC, uma abordagem inovadora para fabricar restaurações no mesmo dia, ao lado da cadeira, no consultório dentário .[75]

O Dr. Anderson desenvolveu o sistema Procera[76] . Tentou fabricar coifas de titânio através de erosão por faísca e introduziu a tecnologia CAD/CAM no processo de restaurações com folheado de compósito[77] . Este sistema desenvolveu-se mais tarde como um centro de processamento ligado em rede com digitalizadores por satélite em todo o mundo para o fabrico de todas as estruturas cerâmicas .[78,79,80,81]

O processo CAD/ CAM:

Um sistema CAD/CAM utiliza uma cadeia de processos que consiste nas fases de digitalização, desenho e fresagem.

O dispositivo de digitalização converte a forma dos dentes preparados em unidades tridimensionais (3-D) de informação (voxels). O computador traduz esta informação num mapa tridimensional (point could). O operador desenha uma forma de restauração utilizando o computador, que gera um percurso de ferramenta, que é utilizado pelo dispositivo de fresagem para criar a forma a partir de um material de restauração .[82]

Sistemas CAD/CAMS:

Com base nos seus métodos de produção, estes sistemas podem ser divididos nos seguintes grupos.

1. **Sistema de escritório**: O sistema Cerec é o mais utilizado comercialmente. Este sistema pode digitalizar a preparação do dente intra-oralmente e, selecionando os materiais adequados, o dentista pode fabricar as restaurações e colocá-las numa única consulta.

2. **CAD/CAMS - Modelos de laboratório dentário**: Os sistemas indirectos digitalizam um molde de pedra ou matriz do dente preparado, no laboratório dentário (por exemplo, Cerec-in lab). Muitos destes sistemas produzem copings que requerem

que o técnico dentário adicione porcelana estética para individualização e caraterização da restauração.

3. **CAD/CAM para externalizar** o trabalho de laboratório dentário através de redes: uma vez que a conceção e o fabrico da estrutura para cerâmicas de alta resistência são sensíveis à técnica, foram introduzidas novas tecnologias que utilizam CAD/CAM combinadas com um centro de maquinação em rede que externaliza o fabrico da estrutura através da Internet.

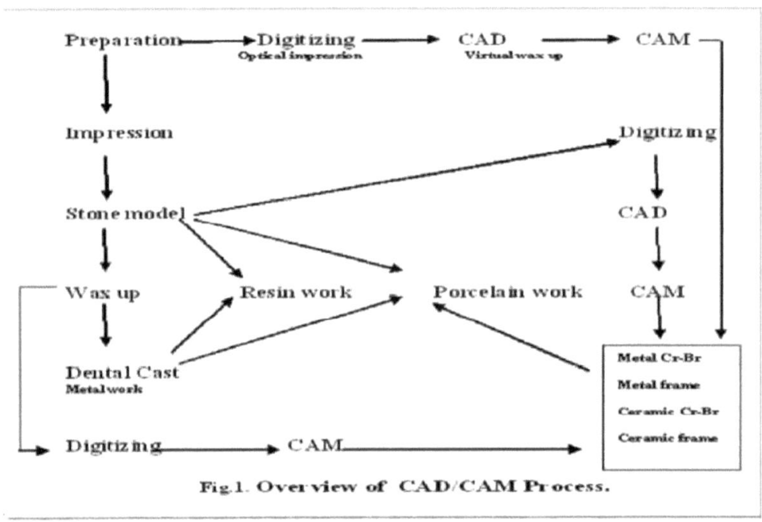

Fig.1. Overview of CAD/CAM Process.

[Figure-23]

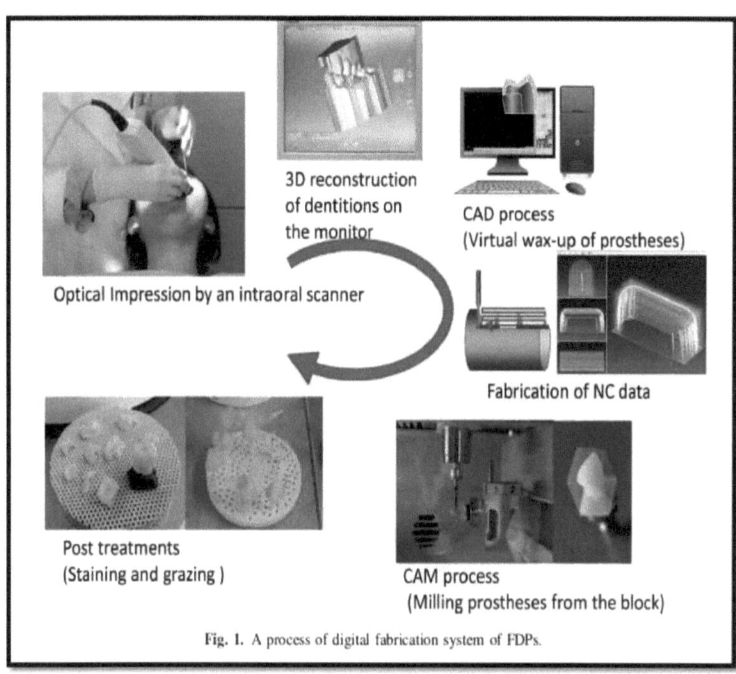

Fig. 1. A process of digital fabrication system of FDPs.

(Estado atual da restauração de zircónia - Takashi Miyazaki (DDS, PhD) et al- Journal of Prosthodontic Research 57 (2013) 236-261)8[3] [figura-24]

[tabela-6]

Table I : CAD/CAM systems by production method [12]
(I – Inlays; O - Onlays; C – Crowns; V – Veneers; *Cerec 2 and 3 only)

Production method	System	Scanning method	Restoration produced	Comments
Direct in-office	Cerec 1/2/3	Laser	Ceramic I/O/C*/V*	Most widely used
	Sopha	Laser & holography	Ceramic I/O/C/V	Lengthy design and manufacture
	Denticad	Contact probe	Ceramic I/O/C/V	Most automated
Indirect in-office/	Celay	Contact probe	Ceramic I/O/C/V	Copy milling only
Dental laboratory	Dux (Titan)	Contact probe	Titanium substructures	Requires aesthetic veneering
	Denti CAD	Contact probe	Ceramic I/O/C/V	Mills wide variety of materials
	Cerec in-Lab	Contact probe	Ceramic I/O/C/V	Requires lab stage
	Decim	Laser	Ceramic copings	Requires aesthetic veneering
	Cicero	Laser	Ceramic crowns	Built in veneering
	LAVA	Laser	Ceramic copings	Requires aesthetic veneering
	Everest	Optical scanner	Ceramic copings	Mills up to 16 units at once
Indirect industrial for outsourcing using networks	Procera	Contact probe	Ceramic copings	Requires aesthetic veneering

{Freedman M, Quinn F, Sullivan M. Restaurações CAD/DAM unitárias: uma revisão da literatura. J Irish Dent Assoc 2007; 53:38-45.}[82]

REVISÃO DOS SISTEMAS CAD/CAM COMUNS CEREC :

Acrónimo de reconstrução económica do lado da cadeira de cerâmica estética. O Cerec foi introduzido na década de 1980, o Cerec 2 melhorado foi introduzido em 1996 e o Cerec 3 3D avançado foi introduzido em 2000.

Com o Cerec 1 e o Cerec 2, é utilizado um scanner ótico para digitalizar o dente preparado ou a impressão e é gerada uma imagem 3D no monitor. É utilizada uma unidade de fresagem para preparar a restauração.

Com o mais recente Cerec 3-D, o operador regista várias imagens em segundos, permitindo ao médico preparar vários dentes no mesmo quadrante e criar um molde virtual para todo o quadrante. A restauração projectada é transmitida a uma unidade de fresagem remota para fabrico.

O Cerec in-lab é um sistema de laboratório no qual os moldes são digitalizados a laser e a imagem é apresentada no ecrã. Após o desenho, os blocos VITA In-cream são utilizados para a fresagem. O coping é infiltrado com vidro e a porcelana de revestimento é adicionada .[81]

A avaliação in vitro da adaptação marginal da coroa do cerec 3-D (47,5 μm +/19,5 μm) foi melhor em comparação com o cerec 2 (97,0 +/- 33,8 μm) .[78]

DCS PRECIDENTE:

Inclui um scanner laser Preciscan e um centro de fresagem multiferramentas Precimill CAM.

O software DCS sugere automaticamente os tamanhos dos conectores e as formas dos pônticos para as pontes. Pode digitalizar 14 matrizes em simultâneo e fresar até 30 unidades de estruturas numa operação totalmente automatizada.

É um dos poucos sistemas que pode fresar titânio e zircónio sinterizado totalmente denso.

Um estudo in vitro mostrou que as discrepâncias marginais de próteses parciais fixas posteriores à base de alumina e zirocónia maquinadas pelo sistema DCS se situavam entre 60 μm e 70μm .[80]

CERCON:

Vulgarmente referido como um sistema CAM, não tem um componente CAD. O sistema digitaliza o padrão de cera e fresa um coping de ponte em zircónio a partir de peças em bruto de zircónio pré-sinterizadas, que são sinterizadas a 1.3500C durante 6-8 horas.

O revestimento é efectuado com um cercon Ceram de baixa fusão e sem leucite para proporcionar um contorno estético.

A adaptação marginal para coroas cercon all ceramic e próteses parciais fixas foi registada em 31,3 μm e 29,3 μm, respetivamente .[83]

SISTEMA PROCERA ALL CERAM:

Introduzido em 1994, é o primeiro sistema que permite o fabrico externalizado através de uma ligação em rede.

Uma vez digitalizado o molde principal, as imagens 3D são transferidas através de uma ligação à Internet para um centro de processamento onde um molde ampliado é fresado por uma máquina de fresagem controlada por computador.

Este alargamento compensa a contração da sinterização. O pó de óxido de alumínio é compactado na matriz e o coping é fresado por uma máquina de fresagem controlada por computador.

Este alargamento compensa a contração da sinterização. O pó de óxido de alumínio é compactado na matriz e o coping é fresado antes da sinterização a uma temperatura muito elevada (>1550°C).

O coping é enviado de volta para o laboratório para ser revestido a porcelana. De acordo com dados de investigação, o espaço marginal médio para a restauração Procera all Ceram varia entre 54 µm e 64 µm .[84]

SISTEMA CICERO (RECONSTRUÇÃO CORONÁRIA INTEGRADA POR COMPUTADOR)

Introduzido por Denison et al em 1999, inclui digitalização ótica, sinterização de metal e cerâmica e fresagem assistida por computador para obter a restauração.

A reconstrução básica inclui uma cerâmica de vida útil em camadas para uma estética natural, uma superfície oclusal fresada com precisão e um núcleo cerâmico maquinado de alta resistência .[85]

O objetivo do CICERO é produzir restaurações cerâmicas em massa num único local integrado. Inclui o fabrico rápido e personalizado de coifas de alumina de alta resistência e coroas semi-acabadas para serem entregues a laboratórios dentários para colocação/acabamento de porcelana.

SISTEMA LAVA CAD/CAM2:

Introduzido em 2002, utilizado para o fabrico de estruturas de zircónio para todas as restaurações de cerâmica.

Este sistema utiliza policristais de zircónio tetragonal estabilizado com ítria (Y-TZP) que têm maior resistência à fratura do que as cerâmicas convencionais.

O sistema Lava utiliza um sistema ótico a laser para digitalizar a informação. O software Lava CAD encontra automaticamente a margem e sugere um pôntico.

O CAM produz uma estrutura alargada para compensar a contração. Um bloco de zircónio parcialmente sinterizado é selecionado para fresagem. A estrutura fresada é submetida a sinterização para atingir as dimensões, densidade e resistência finais.

Os estudos sobre a adaptação marginal das pontes de Y-TZP processadas com o sistema Lava durante 2 tempos de fresagem (75 mins Vs 56 mins) não afectaram a adaptação marginal (61 +/-25 μm Vs 59 +/-21 μm).[86]

Os testes laboratoriais demonstraram que pode ser obtido um bom ajuste com estruturas de ponte Lava[87] . Lava também mostra uma boa estabilidade em ambiente húmido, em contraste com alguns outros sistemas cerâmicos .[88]

Os resultados de uma série de experiências efectuadas em discos de lava por Curtis[89,90] indicaram que a lava:

J Não perde força em condições de humidade

J Não é afetado negativamente pela retificação com uma broca de 20-40 microns com água de refrigeração

J Quando a superfície é carregada com cargas mastigatórias simuladas, a resistência à flexão não é afetada

J Quando submetido a cargas mastigatórias simuladas, não perde resistência em 1000 ciclos, mas o desbaste grosseiro (125-150 microns) reduz a resistência à flexão bi-axial.

Estes resultados indicam que o Lava não sofre de um problema comum das cerâmicas, nomeadamente o efeito na resistência devido aos fluidos orais. A aplicação clínica deste resultado é que, se for necessário ajustar a estrutura, este deve ser efectuado utilizando uma broca fina com refrigerante de água .[91]

LUTING :

Os cimentos de cimentação considerados adequados para o Lava são os cimentos à base de resina e o cimento de ionómero de vidro modificado por resina. Recentemente introduzidos, os cimentos de cimentação auto-adesivos à base de resina, dos quais Rely x UniCem (3M ESPE, Seefeld ,Alemanha) e Maxcem (Kerr Mfg, CO., Orange, CA ,EUA) são exemplos, podem ser utilizados. Estes materiais são menos sensíveis à técnica do que os cimentos à base de resina, uma vez que evitam a necessidade de condicionar a restauração ou a cavidade e aplicar o agente de ligação .[92]

INDICAÇÕES:

Restaurações Lava™ Premium altamente translúcidas em zircónio

- Coroas unitárias
- 8 pontes unitárias com até 4 pônticos na região anterior
- Pontes Inlay e Onlay
- Telescópios primários
- Pilares de zircónio personalizados para uma grande variedade de sistemas de implantes

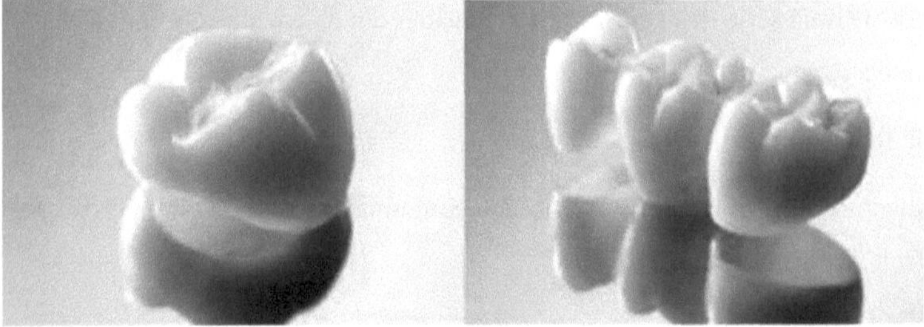

Single Crown 3-unit bridge (source: 3M ESPE) [figure-25]

Estruturas Lava™ Premium altamente translúcidas

- Coroas unitárias
- Todas as pontes até 48 mm
- Coroas estriadas
- Coroas sobre implantes
- Pontes cantilever (excluídas para pacientes com bruxismo)
- Pontes Inlay e onlay[4] (excluídas para pacientes com bruxismo)
- Pontes adesivas anteriores[4] (excluídas para pacientes com bruxismo)

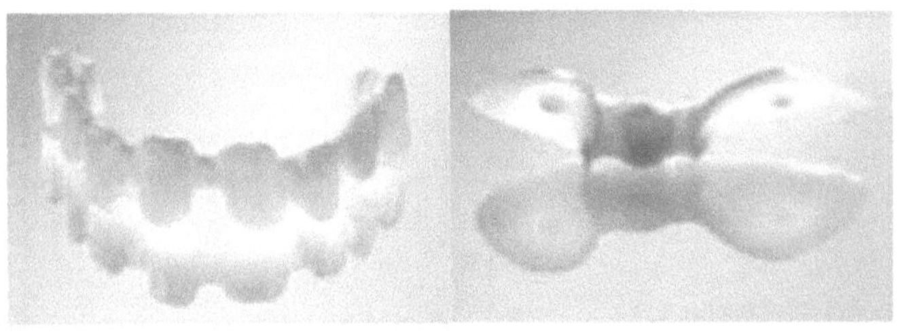

Curved and long-span bridge Anterior adhesive bridge (Source: 3M™ ESPE)

[figure-26]

VANTAGENS:

- Alta translucidez
- Elevada resistência de 1400 Mpa
- Um sistema de sombreamento único, que permite criar restaurações altamente estéticas. Estão disponíveis 18 cores de dentes naturais, quentes e vivas, 7 cores de efeito e uma cor de efeito fluorescente para uma individualização ilimitada
- O sistema de sombreamento patenteado permite restaurações altamente estéticas totalmente em zircónio ou com camadas tradicionais.
- Excelente correspondência de cores com o VITA® Classical Shade Guide e VITA SYSTEM 3D-MASTER® Shades.
- A elevada resistência permite preservar os dentes com uma espessura mínima de parede ≤0,5 mm - exigindo 3 vezes menos preparação oclusal do que a cerâmica de vidro de dissilicato de lítio devido à sua resistência 3 vezes superior.

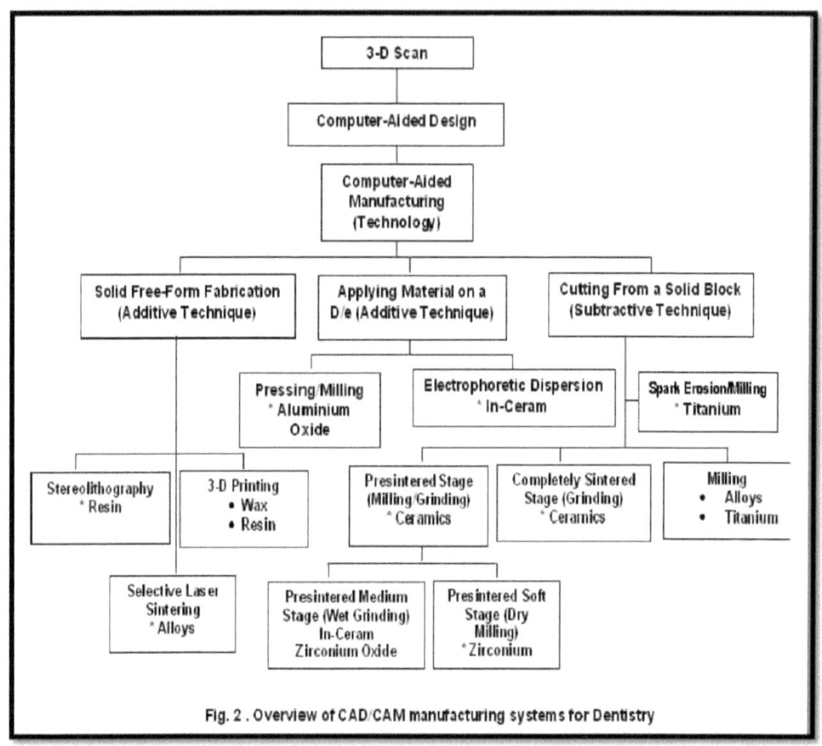

Fig. 2 . Overview of CAD/CAM manufacturing systems for Dentistry

{CAD/CAM EM RESTAURAÇÕES DENTÁRIAS: UMA VISÃO GERAL-Sneha S.Mantri

,Abhilasha S. Bhasin-Vol. - II Issue 3 July - Sept. 2010}9[3] [figure-27]

QUADRO IL CADJCAM e cópia-M Cerâmica laminada L | E>ed para prótese All-CeraiTiic [14,1 s]

CERÂMICA BLOQUEIO	CERÂMICA TYPE	CERÂMICA REVESTIMENTO	INDICAÇÕES	FABRICANTE
CerAdapt	AbO altamente sinterizado$_3$	Todos os cremes	Implante Superestrutura	Nobel Biocare
Base Cercon	ZrO2 pré-sinterizado; Pós-sinterizado após moagem	Cercon Ceram S	Coroas e FPDs	Dentsply Ceramco
DC-Kristall	À base de leucite	Triceram	Coroas	DCS Dental AGJEspridént
DC-Zirkoi	ZrO pré-triturado$_1$; pós-compactação isostática a quente	VitadurD Triceram	Coroas e FPDs	DCS Dental AGJVitaZEspiidente
Deizir	ZrO⅛ pré-sinterizado pós-compactação	Imperatriz 2	Coroas e FPDs	Decim$_r$ Ivoclar

	isostática a quente			
Moldura LAVA	ZrO_3 ; pré-integrado e pós-sinterizado	LAVA Ceram	Coroas e FPDs	3M ESPE
ProCad	À base de leucite	Maltechnik	Facetas, inlays, onlays e coroas	Ivoclar
Procera All Ceram	Al O_{33} ; ajuda pré-sinterizada Postisintered	Todos Ceram	Coroas e FPDs	Nobel Biocare
Sintoceram	Al_2O_3 reforçado; prensado e pós-sinterizado	Sintagão	Coroas	Elefante
VitaBloca Mark II	Bloco de porcelana feldspática	Maltechink	Facetas, inlays, onlays e coroas	Vidente
Vita Bloca Alumina	Al sinterizado₃ O ⅜ seguido de infiltração de vidro	Vrtadur Alfa	Coroas e FPDs	Vidente
Vita Bloca Spinell	Espinélio MgO- Al O_{33} sinterizado seguido de infiltração de vidro	Vrtadur Alfa	Coroas	Vidente
Zircónio Vita Blocs	Al sinterizado O JZrO_{233} seguido de infiltração de vidro	Vrtadur Alfa	Coroas e FPDs	Vidente
Zircónio	ZrO_3 ; pré-integrado e pós-sinterizado	Zircónio	Coroas	Elefante

Quadro 7

Strub JR, Rekbow ED e Witkowski S. Conceção e fabrico de restaurações dentárias assistidos por computador. Situação atual e possibilidades futuras. J. Am Dent Assoc. 2006; 137; 1289-1296[94] .; Anuvanice KJ (Ed) Phillips RW. Phillips Ciência dos Materiais Dentários. 11ª Edição, WB Saunders Company, Pensilvânia, EUA, Capítulo 21, pág. 692.[95]

CERÂMICA DE ZIRCÓNIO

A zircónia é um dióxido cristalino de zircónio. As suas propriedades mecânicas são muito semelhantes às dos metais e a sua cor é semelhante à cor dos dentes .[96]

Em 1975, Garvie propôs um modelo para racionalizar as boas propriedades mecânicas da zircónia, em virtude do qual foi chamada de "aço cerâmico"[97] .

Os cristais de zircónio podem ser organizados em três padrões diferentes: monoclínico (M), cúbico (C) e tetragonal (T). Ao misturar ZrO2 com outros óxidos metálicos, como MgO, CaO ou Y2O3, pode obter-se uma grande estabilidade molecular .[96]

A zircónia estabilizada com ítrio, também conhecida como policristal de zircónia tetragonal (TZP), é atualmente a combinação mais estudada[98] . As três fases estão presentes num cristal comum de ZrO2.

Cada transição entre as diferentes reticulações cristalinas deve-se a uma força exercida sobre a superfície do zircónio, o que produz uma alteração volumétrica no cristal onde a tensão é aplicada. Quando ocorre uma tensão numa superfície de zircónio, a energia de fissuração cria uma transição T - M. Esta modificação cristalina é seguida de uma expansão que sela a fissura .[99]

POLICRISTAIS DE ZIRCÓNIO TETRAGONAL DE ÍTRIO (Y-TZP)

ZrO2 estabilizado com Y2O3 , é o principal tipo de zircónio considerado para uso médico atual e tem melhores propriedades mecânicas do que outras combinações; embora a sua sinterização seja muito mais difícil.

O Y-TZP sofre um processo conhecido como endurecimento por transformação, que resulta num aumento da resistência à fratura. A presença de 3% de óxido de ítrio (Y2O3) actua como um agente estabilizador e resulta na presença de uma cerâmica de fase tetragonal. Com a aplicação de tensão (concentrada nas pontas das fissuras), a fase tetragonal converte-se numa fase monoclínica com um aumento de volume associado. Esta expansão de fase pode colocar a ponta da fenda em compressão, resultando no embotamento da ponta da fenda e no aumento da resistência à fratura .[100]

Entre os sistemas que utilizam este sistema estão o Cercon (DeguDent, Dentsply International Co., Alemanha) e o Lava (#m ESPE Dental Products, Seefeld, Alemanha).

-1- O sistema Cercon distingue-se do Lava pelo facto de digitalizar tanto as matrizes como a estrutura encerada, enquanto que no sistema Lava apenas as matrizes são digitalizadas .[101]

-2- Além disso, o sistema Cercon está disponível apenas numa tonalidade, enquanto as estruturas Lava são coloridas numa das oito tonalidades antes da sinterização.

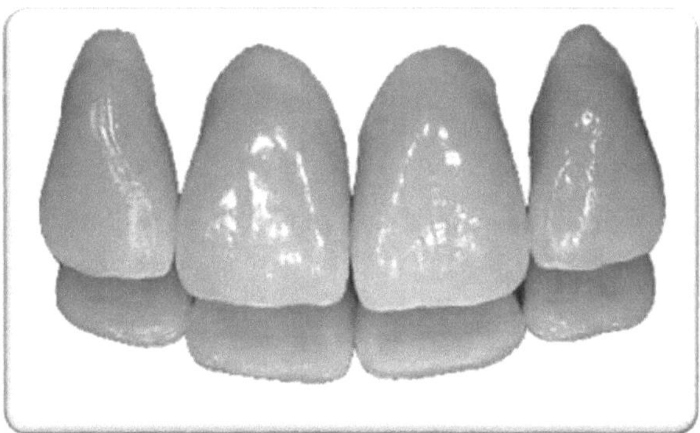

[figura-28]

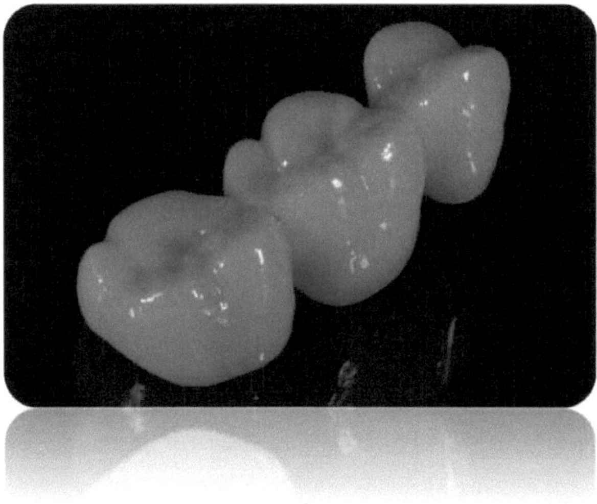

[figura-29]

Coroas de zircónio

APLICAÇÃO DE CERÂMICAS À BASE DE ZIRCÓNIO UTILIZANDO O PROCESSO CAD-CAM

As cerâmicas à base de zircónia, especialmente a Y-TZP, estão clinicamente disponíveis como alternativa às estruturas metálicas para próteses dentárias fixas .[102,103]

O fabrico de estruturas Y-TZP pode ser efectuado através da fresagem de um bloco sólido utilizando procedimentos CAD/CAM e um de dois sistemas .[104]

No primeiro sistema, as estruturas com dimensões finais podem ser fresadas diretamente a partir de blocos cerâmicos densos totalmente sinterizados, utilizando uma máquina de retificação controlada por CAD/CAM. Este sistema tem a vantagem de um ajuste superior, porque não há retração no processo, mas tem a desvantagem de uma maquinação inferior associada ao desgaste da ferramenta.

No segundo sistema, as estruturas com dimensões aumentadas podem ser fresadas a partir de blocos parcialmente sinterizados ou de blocos verdes, utilizando novamente máquinas de moagem controladas por CAD/CAM, seguidas de pós-sinterização a alta temperatura (utilizando um forno elétrico) para obter uma estrutura com dimensões finais e resistência suficiente. Este sistema é atualmente popular para o fabrico de estruturas de zircónio utilizando os principais sistemas CAD/CAM disponíveis no mercado mundial. No entanto, embora este sistema tenha a vantagem de ser facilmente maquinável sem desgaste das ferramentas e lascagem do material, as dimensões das estruturas têm de ser ajustadas para compensar a extensa contração de sinterização durante o processo de pós-sinterização, de modo a que as estruturas finais se ajustem bem.

As taxas de sobrevivência e de complicações dos FDP à base de zircónia e de cerâmica metálica indicam que a complicação técnica mais frequente com os FDP à base de zircónia foi a lascagem da porcelana de revestimento .[105,106]

Existem muitos factores que afectam a lascagem da porcelana de revestimento em estruturas de cerâmica à base de zircónia, incluindo

- conceção adequada da estrutura para suportar a porcelana de revestimento,
- manuseamento adequado no laboratório dentário, e

- novos desenvolvimentos nas propriedades mecânicas e nas técnicas de aplicação da porcelana de revestimento .[107]

Todos os fabricantes recomendam o tratamento da superfície da estrutura de zircónia (como o jato de areia e tratamentos térmicos) antes da fusão da porcelana. No entanto, o efeito dos tratamentos de superfície na força de ligação da porcelana à zircónia é ainda controverso. Existem diferenças nos coeficientes de expansão térmica e nas temperaturas de queima entre os produtos comerciais de porcelana de revestimento para estruturas de zircónia; isto implica que os diferentes produtos têm diferentes composições de pó.

É necessário melhorar a compatibilidade dos coeficientes de expansão térmica, e esta melhoria implicará provavelmente a otimização da composição do pó .[108]

TRATAMENTO DE SUPERFÍCIE DE ZIRCÓNIO

Devido à inércia química e à resistência a agentes químicos agressivos (ácidos fortes, álcalis, agentes dissolventes orgânicos e inorgânicos), a ligação da zircónia aos tecidos dentários ou a outros materiais sintéticos é difícil quando comparada com o material cerâmico à base de sílica .[109]

A colagem de cerâmicas tradicionais contendo vidro ou de cerâmicas à base de sílica utiliza formas mecânicas e adesivas[110] . A ligação mecânica pressupõe o encravamento micromecânico entre o cimento resinoso e a superfície rugosa da cerâmica à base de sílica. A gravação com ácido fosfórico ou ácido fluorídrico é o método habitualmente utilizado para desbastar as superfícies das cerâmicas à base de sílica[110] . A adesão química da vitrocerâmica e dos cimentos de resina é conseguida com a utilização de compostos bifuncionais, os silanos, que promovem a ligação entre homólogos orgânicos e inorgânicos diferentes. Além disso, os silanos podem influenciar o aumento da energia da superfície e da humidade das superfícies cerâmicas, o que melhora a ligação mecânica e química .[111]

Os métodos bem conhecidos de ligação mecânica e química utilizados na vitrocerâmica não são aplicáveis à zircónia. A razão mais importante para isto é a ausência de sílica na microestrutura da zircónia, que ignora a viabilidade da gravação como um método de desbaste essencial para a ligação mecânica, bem como anula a utilização de silanos, formando hidroxilos de superfícies e desenvolvendo a ligação química .[112]

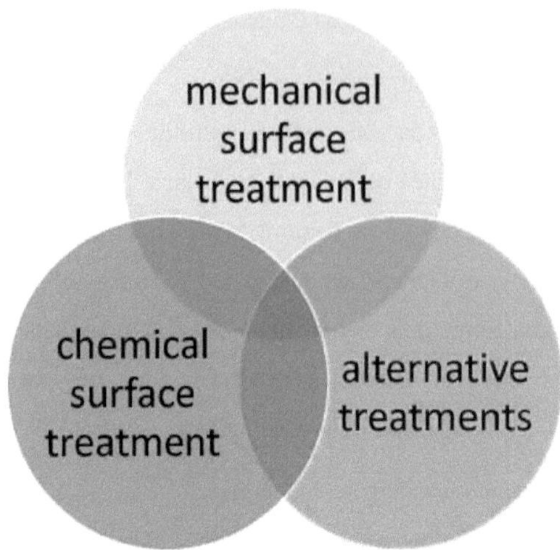

TRATAMENTO QUÍMICO DA SUPERFÍCIE:

1. decapagem hidrofluorídrica de superfícies
2. monómeros funcionais
3. agentes de acoplamento de silanos
4. tratamento com cloro-silano
5. gravura de infiltração selectiva
6. revestimento de alumina nanoestruturada
7. solução de gravura química a quente
8. processo de fluoração em fase gasosa
9. Aplicação de primários de ésteres de fosfato e cimentos de resina modificados com fosfato

CONDICIONAMENTO DA SUPERFÍCIE COM ÁCIDO FLUORÍDRICO:

O método de tratamento de superfície mais comum para as restaurações All Ceramic to ceramic baseia-se na ligação micromecânica obtida com o condicionamento com HF, jato de areia de partículas ou na ligação química, obtida pela aplicação de um agente de acoplamento de silano .[113]

O ácido fluorídrico remove a matriz vítrea das vitrocerâmicas, criando um substrato de elevada energia superficial com microporosidades para a penetração e polimerização de compósitos de resina, ou seja, permitindo um encravamento micromecânico .[114]

No entanto, o condicionamento com HF não produz qualquer alteração na rugosidade aritmética (Ra) do ZrO2[115] . O efeito negligenciável do HF na superfície do ZrO2 ocorre devido à ausência de matriz vítrea, resultando em valores baixos de resistência de ligação [112,116,117].

Condicionador de porcelana [Figura-30]

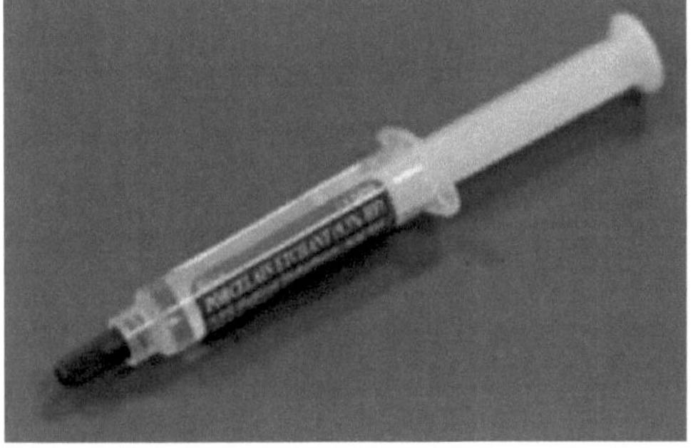

MONÓMEROS FUNCIONAIS

Foram utilizados monómeros funcionais especiais para melhorar a adesão ao ZrO2. Estes materiais apresentam uma afinidade química com os óxidos metálicos e podem ser incluídos em cimentos resinosos e adesivos ou aplicados diretamente sobre a superfície cerâmica .[118]

Os dados da literatura enfatizam os efeitos benéficos dos ésteres de fosfato na força de ligação dos cimentos de zircónia/luting, apenas com os pré-tratamentos mecânicos (abrasão por partículas transportadas pelo ar, condicionamento SI), a fim de alcançar valores de ligação duradouros[119,120] e omitir a falha prematura, bem como a formação de lacunas .[109]

Acredita-se que os monómeros funcionais adesivos têm a capacidade de formar ligações químicas de hidrogénio com óxidos metálicos na interface resina/zircónia, melhorando a molhabilidade.

Por outro lado, a composição do cimento resinoso, por exemplo, grandes dimensões de carga e elevada viscosidade, pode afetar significativamente a molhabilidade.

Os grupos de monómeros de fosfato mais frequentes utilizados em cimentos resinosos ou primários metálicos são os seguintes: 10-metacriloil oxidecil dihidrogenofosfato, MDP (o monómero adesivo em Panavia F 2.0, Alloy Primer, Clearfil SE Bond/Porcelain Bond activator, Clearfil Ceramic primer), éster fosfórico metacrilado (monómero adesivo em RelyX Unicem), e acrilato de ácido fosfórico (o monómero adesivo de multilink automix .[121]

Os monómeros de éster de fosfato, tais como o 10-metacriloiloxidecil-dihidrogenofosfato (MDP), reagem quimicamente com o ZrO2, promovendo uma ligação resistente à água à cerâmica de zircónia densamente sinterizada[122] . O cimento resinoso à base de MDP é defendido como obrigatório para uma melhor adesão ao ZrO2[123,124,125] mas alguns estudos não demonstram vantagens de ligação em relação ao cimento resinoso convencional à base de BIS-GMA .[118,126]

Um monómero de ácido fosfónico, 6-metacriloiloxihexil fosfonoacetato (6- MHPA), mostrou alguma forma de ligação química à superfície da zircónia[127] , mas não existem dados disponíveis relativamente ao efeito do 6-MHPA na força de ligação da resina à cerâmica de zircónia após condições de envelhecimento severas .[127]

Outro monómero habitualmente utilizado em materiais de primário para cerâmica, como o MEPS (metacrilato tiofosfórico), foi testado mas sem vantagens claras .[118,126]

Foram testados alguns iniciadores metálicos não fosfatados, tais como 6-[4-vinilbenziln-propil]amino-1,3,5-triazina-2,4-ditiona (VBATDT), 6-metacrilo-oiloxihexil-2-tiouracil-5-carboxilato (MTU-6),anidrido trimelítico de 4-metacriloxietilo (4-META) e monómeros de acrilato de ácido fosfórico, permitindo uma ligação química adicional com óxidos de zircónio/metal[118,128,129] . O tratamento de superfície com primários contendo monómeros funcionais como o MDP (por exemplo, Alloy Primer e Clearfil Ceramic Primer, KurarayMedical Inc., Japão) ou outro monómero de acrilato de ácido fosfórico (por exemplo, Metal/Zirconia Primer, Ivoclar-Vivadent) é frequentemente recomendado para melhorar a ligação ao ZrO2.

Uma vez que os resultados nem sempre são significativos, ***a combinação de primários e métodos de airabrasão tendem a produzir uma melhor força de ligação***, especialmente a longo prazo[129,130,131,132,133] . A utilização de novos primários de zircónio (uma mistura de monómeros de organofosfato e ácido carboxílico) ou um monómero de ácido fosfónico (6-MHPA) foi testada, mostrando bons resultados imediatos .[127,134]

AGENTE DE ACOPLAMENTO DE SILANO

Os agentes de acoplamento de silano ou, mais precisamente, os trialcoxisilanos são moléculas híbridas inorgânicas-orgânicas bifuncionais capazes de criar uma rede de siloxano com o hidroxilo (OH) da sílica na superfície cerâmica e copolimerizar com a matriz de resina dos compósitos; além disso, os silanos reduzem a tensão superficial de um substrato, humedecem-no e aumentam a sua energia superficial[135] . Assim, uma matriz hidrofóbica (compósito de resina) pode aderir a superfícies hidrofílicas, como a sílica, o vidro e a vitrocerâmica .[136]

Foram estudados diferentes tipos de silanos, mas nenhum deles foi capaz de mostrar uma elevada eficácia em superfícies com teor de Si ausente ou reduzido, como a superfície deZrO_2 122,128,137,138,139,140,141.

Além disso, as ligações de siloxano podem ser sensíveis à degradação hidrolítica, afectando a estabilidade da interface adesiva .[122,142,143]

Foram também testados organossilanos (3-metacriloiloxipropiltrimetoxissilano, 3-acriloiloxipropiltrimetoxissilano ou 3-isocianatopropiltrietoxissilano) com melhores resultados para os dois primeiros[136] . Os grupos organofuncionais do silano são geralmente uma molécula de metacrilato, mas sabe-se que os grupos de acrilato são mais reactivos do que os metacrilatos .[136]

O 3-isocianatopropiltrietoxisilano é um silano raro, que não tem sido utilizado como promotor de adesão na investigação de materiais dentários.

TRATAMENTO COM CLORO-SILANO

O tratamento com cloro-silano foi introduzido anteriormente como um pré-tratamento das superfícies de zircónia por um grupo de autores .[111,144]

O cloro-silano combinado com a técnica de fase de vapor permitiu um pré-tratamento que deposita uma camada semelhante à sílica no substrato de zircónio. O resultado é um revestimento muito fino (até 2,6 nm) que aumentou o número de sítios de ligação química (SixOy) para o primário organo-salino subsequente, utilizado na técnica adesiva convencional.

A aplicação da película de cloro-silano aumenta a resistência de ligação aos cimentos de resina, permitindo valores de resistência de ligação à microtensão semelhantes aos da técnica de ligação clinicamente comum. Além disso, os efeitos obtidos são fortemente influenciados pela espessura da camada e pela topografia da superfície. Além disso, a deposição de uma camada fina de SixOy demonstrou um modo de falha mista (adesiva/coesiva) de 60% para a superfície rugosa .[145]

GRAVURA DE INFILTRAÇÃO SELECTIVA (SIE)

A SIE baseia-se em grãos tetragonais metaestáveis entre grãos, criados durante a pré-tensão térmica dos grãos de superfície utilizando um regime térmico específico. Devido a este procedimento, a superfície de zircónia de ligação está pronta para aceitar a resina adesiva que se infiltra e bloqueia a ligação .[146]

A SIE transforma a superfície densa, não-retentiva, relativamente lisa e de baixa energia da zircónia numa superfície altamente ativa e com boa ligação .[119,109]

A técnica proposta utilizou as caraterísticas da zircónia a um nível ultra-estrutural[147] . Apesar dos factos que descrevem a zircónia como material cerâmico de aço, é menos conhecido que a zircónia possui uma natureza dinâmica.

Numa escala nanométrica, a nível cristalino, a zircónia tem a capacidade de se transformar da fase tetragonal para uma fase monoclínica ligeiramente maior em resposta a tensões mecânicas e térmicas, demonstrando uma elevada resistência à fratura. Ao nível do grão, micro nível, a superfície e os grãos podem aumentar de tamanho quando recebem estímulos suficientes (temperatura, tempo). Além disso, as partes dos limites dos grãos permitem a difusão de vários elementos, como a sílica, o cálcio, o sódio, o potássio e o titânio. Este fenómeno altera as caraterísticas da superfície da zircónia, exerce elevadas forças capilares e de tensão, aumentando consequentemente os movimentos de nanorearranjo dos grãos, a sua divisão e deslizamento .[148]

No método SIE, a superfície da zircónia é revestida com um agente condicionador que contém vidro, sílica (65% em peso), alumina (15% em peso), óxido de sódio (10% em peso), óxido de potássio (5% em peso) e óxido de titânio (5% em peso) com um coeficiente de expansão térmica muito próximo do da zircónia. Posteriormente, o material é aquecido acima da temperatura de transição vítrea, até se conseguir uma difusão óptima nos limites dos grãos.

Depois de arrefecer até à temperatura ambiente, o vidro é dissolvido num banho ácido para eliminar todos os vestígios de agente condicionador. As taxas de arrefecimento e aquecimento são controladas por um forno de indução calibrado por computador .[109]

Os resultados promissores com o condicionamento por infiltração enfatizam o efeito de uma interface selada da superfície da zircónia modificada, que é capaz de resistir à nano-fuga durante o envelhecimento artificial. Para além dos resultados afirmativos, existe ainda um ponto de preocupação relacionado com o efeito das porosidades intergrãos nas propriedades mecânicas da zircónia SIE. Alguns estudos adicionais sugerem que o tratamento proposto cria porosidades de aproximadamente 1,5 µm que não são críticas .[109]

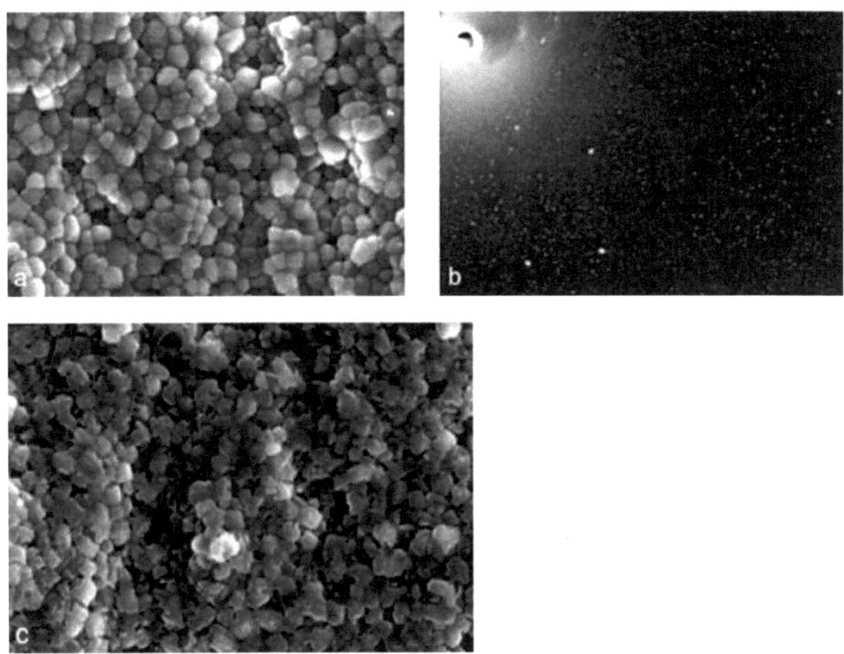

Micrografias electrónicas de varrimento da morfologia da superfície da zircónia antes e depois do condicionamento infiltrado seletivo (SIE) com um agente de vidro modificado (ampliação de 10.000X):

a. A superfície não tratada da zircónia exibia grãos de zircónia compactos e alinhados.

b.A superfície da zircónia adquiriu uma estrutura lisa semelhante ao vidro quando fundida com duas camadas de cerâmica de vidro.

c. A camada cerâmica foi removida da superfície da zircónia por ataque com 10% de HF durante 10 min após a fusão da vitrocerâmica, deixando microporos entre os grãos, aumentando assim a rugosidade da superfície

Imagem cortesia- Gravura infiltrada selectiva para o tratamento de superfície da zircónia utilizando um agente de vidro modificado-Ting Jiang, Chao Chen, Ping Lv- J Adhes Dent 2014; 16 **[figura-31]**

REVESTIMENTO DE ALUMINA NANOESTRUTURADA

O revestimento de alumina nanoestruturada é apresentado como uma nova abordagem capaz de proporcionar uma ligação de resina forte e duradoura ao Y-TZP .[146,149]

Baseia-se na ideia de uma precipitação rápida de hidróxidos de alumínio que têm origem na hidrólise do nitrato de alumínio em pó numa suspensão aquosa diluída.

O resultado é a nucleação heterogénea de boehmite lamelar (γAlOOH) na superfície do substrato Y-TZP imerso. Os revestimentos nanoestruturados consistem em lamelas de γAlOOH policristalinas interligadas com 6 nm de espessura e 240 nm de comprimento que crescem perpendicularmente à superfície da zircónia. Durante um tratamento térmico até 900°C, estes revestimentos são transformados em alumina transitória, mas sem qualquer alteração na morfologia .[150]

Este processo não invasivo pode ser classificado como um método de pré-tratamento químico que aumenta a área de superfície e penetra na rede lamelar, o que implica uma boa humidificação.

A técnica proposta oferece algumas vantagens em relação ao tratamento de superfície convencional:

1. Não cria quaisquer falhas que possam diminuir a resistência da cerâmica de zircónio.

2. Em segundo lugar, a funcionalização da superfície de zircónia é mais eficaz em comparação com a superfície polida e lixada a ar, mesmo após procedimentos de termociclagem.

3. A técnica é simples e pode ser facilmente transferida para laboratórios dentários .[146]

SOLUÇÃO DE GRAVURA QUÍMICA A QUENTE

É recomendado para condicionar o substrato de zircónio. Este procedimento baseia-se no processo de controlo da corrosão e na natureza metálica do zircónio puro. Grava seletivamente o zircónio e cria micro-retenções na superfície, modificando os limites dos grãos através da remoção dos átomos menos dispostos.

Acredita-se que a solução de condicionamento a quente aumenta a rugosidade da superfície da zircónia, permitindo uma ligação óptima aos cimentos de resina. De acordo com os dados da literatura, este novo método deve ser verificado através de estudos adicionais que confirmariam os seus efeitos na resistência de ligação da combinação complexa de zircónia/cimento .[151,152]

PROCESSO DE FLUORAÇÃO EM FASE GASOSA

Este processo apresenta um método para modificar quimicamente a zircónia através da criação de uma fina camada de conversão de oxifluoreto na sua superfície que é recetiva à fixação de organosilano. O procedimento recomendado é complexo e envolve a fluoração da zircónia num reator de plasma plano, indutivamente acoplado, vácuo (≈35 mT) e manuseamento de um gás precursor contendo flúor.

O objetivo do processo é aplicar o plasma fluorado à superfície do zircónio, para converter os 1-3 nm superiores num ZrO3F4, que reagiria posteriormente com organo-silanos, permitindo a ligação do silício à superfície.

Os estudos recentes mostram que o tratamento de fluoração na zircónia desbastada ou polida apresentou uma força de ligação ao cisalhamento mais elevada em comparação com os tratamentos disponíveis comercialmente[145] . Por conseguinte, este método pode ser útil em substratos como recebidos, em que o desbaste ou outras técnicas de modificação não são possíveis.

Até agora, o mecanismo exato pelo qual a fluoração melhora a ligação não é claro. A hipótese é que a fase de oxifluoreto facilita a hidroxilação do Zr- via extração H-F na presença de água, aumentando a reatividade da superfície da zircónia com o silano[153] ...

TRATAMENTO MECÂNICO DE SUPERFÍCIE

1. Abrasão ou rugosidade da superfície
2. Aplicação de revestimento triboquímico de sílica

ABRASÃO OU RUGOSIDADE DA SUPERFÍCIE

A abrasão a ar com partículas de óxido de alumínio (Al2O3) tem sido estudada desde os anos noventa e a sua eficácia está intimamente relacionada com a superfície cerâmica jato de areia e com o método de abrasão a ar.

A abrasão ou o desbaste da superfície (retificação, abrasão por partículas transportadas pelo ar, abrasão rotativa com brocas de diamante) estabelece a adesão apenas através da retenção micromecânica. Existe um consenso geral de que a abrasão por partículas transportadas pelo ar com partículas de alumina de 50-110 µm a 0,25 MPa é eficaz no desbaste e limpeza da superfície de ligação da zircónia .[154]

Através de uma avaliação por microscopia eletrónica de varrimento (SEM) em 2003, Borges et al[114] mostraram que a abrasão a ar com 50 *µm de* Al2O3 durante 5 s a uma pressão de 4 bar é capaz de criar irregularidades na superfície da cerâmica de vidro; no entanto, o mesmo procedimento não alterou a superfície da In-Ceram Alumina, In-Ceram Zirconia e Procera.

Durante uma avaliação com um perfilómetro ótico, Della Bona et al[115] mostraram um aumento na rugosidade aritmética (Ra) do In-Ceram Zirconia (de 207 nm para 1000 nm) após a utilização de 25 µm de Al2O3 para abrasão a ar a uma distância de 10 mm durante 15 s, a uma pressão de 2,8 bar.

de Oyague et al[124] utilizaram 125µm Al2O3 para abrasão a ar durante 10 s a aproximadamente 5 bar de pressão, o que resultou em 45,77 nm para Ra, contra 9,39nm do grupo de controlo (sem tratamento) num material de zircónia tetragonal estabilizada com ítrio (Y-TZP) (Cercon Zirconia, Dentsply). Por outro lado, trabalhando com cerâmica semelhante (Lava, 3 M-ESPE), Casucci et al[155] observaram apenas 7,11 nm para Ra contra 6,94 nm no grupo de controlo (sem tratamento).

Uma vez que foi produzida uma maior rugosidade em diferentes materiais à base de ZrO2, o método de abrasão a ar deve ter este facto em consideração. A Zircónia In-Ceram não deve ser classificada como cerâmica de zircónia pura, uma vez que é composta por 63% de alumina, 32% de zircónia e 4% de matriz vítrea[115] . Além disso, a alumina é menos dúctil do que a zircónia, com grãos maiores e maior dureza de superfície, o que torna a abrasão aérea mais eficaz .[156]

No que diz respeito à abrasão com Al_2O_3, foi estudada uma vasta gama de tamanhos de partículas, pressão, distância da superfície cerâmica, tempo de trabalho e ângulo de impacto. Estas diferenças podem ajudar a explicar resultados contraditórios.

Embora os estudos considerem os factores anteriores importantes[157] , o tipo de cerâmica de ZrO_2 pode ser obrigatório. Num material de zircónia tetragonal estabilizada com ítrio (Y-TZP), a utilização de um tamanho de partícula maior (de *50µm* a 150µm) resulta numa superfície mais rugosa, mas sem alteração significativa na resistência de união[128] . Avaliando uma Y-TZP, Cavalcanti et al[118] mostraram um aumento na resistência de união após abrasão a ar com 50 µmAl_2O_3 durante 15 segundos a 2,5 bar.

Consequentemente, o efeito desses tratamentos nas propriedades mecânicas dos materiais Y-TZP é controverso e foram descritos na literatura resultados positivos e negativos[158,159] . Além disso, foi relatado que a abrasão das partículas cria pontas de fendas afiadas e defeitos estruturais, tornando a zircónia mais suscetível a fendas radiais durante a função .[160]

Por conseguinte, a recomendação de reduzir a pressão durante a abrasão a ar e utilizar partículas até 50 µm de tamanho pode ser benéfica[145] . Adicionalmente, a abrasão a ar de partículas de zircónia, com alumina ou outras partículas, produz uma força de ligação mais baixa em comparação com a da porcelana. Os autores que afirmam isto, reforçaram a opinião de que a adesão mecânica por si só não é adequada para fornecer a força de ligação óptima da resina. Assim, promovem a adesão química na ligação da zircónia .[111,161]

De acordo com Kern et al[162] a abrasão a ar sem primários pode resultar numa maior força de ligação inicial à cerâmica de zircónia que será reduzida a zero na avaliação a longo prazo, independentemente da pressão de aplicação da abrasão a ar.

Pelo contrário, alguns outros afirmaram que a eliminação da abrasão de partículas como tratamento de superfície resultaria numa redução dramática da força de ligação. De acordo com eles, a rugosidade da superfície é um fator chave para a adesão à zircónia .[163,164]

APLICAÇÃO DE UM REVESTIMENTO TRIBOQUÍMICO DE SÍLICA

Os métodos de deposição de Si começaram em 1984 com a tecnologia silicoater e, em

1989, foi desenvolvido o sistema Rocatec, um dispositivo de laboratório, e, mais tarde, foi introduzido no mercado o sistema CoJet, um dispositivo de consultório[165] . Estes sistemas baseiam-se na utilização de partículas de alumina revestidas com Si de 110 μm (Rocatec) ou 30 μm (CoJet) que são jactadas na superfície da cerâmica. A cerâmica jateada adquire uma superfície exterior reactiva rica em Si, propensa à silanização.

As partículas de sílica criam uma base para a ligação micromecânica e o encravamento da cerâmica. O passo seguinte é a aplicação de um silano que permite a adesão química entre a cerâmica e o cimento de resina.

Os agentes de acoplamento de silano actuam de várias formas;

S reduz a tensão superficial de um substrato,

S molham-na e aumentam a energia da superfície, melhorando a eficácia da ligação.

Assim, a resina de cimentação hidrofóbica pode aderir a superfícies hidrofílicas de sílica (vidro, vidro-cerâmica). Adicionalmente, devido à natureza dos silanos inorgânicos-orgânicos, este agente híbrido é capaz de formar fortes ligações covalentes à zircónia revestida a sílica através da formação de grupos silanol .[144,161]

O dilema relativo ao mecanismo desta ligação é se a transferência de sílica é causada por partículas incorporadas na superfície do alvo, transferência mecânica/química (triboquímica) ou ambas. Supõe-se que, no caso de núcleos de zircónio muito duros, (material alvo) a incorporação de partículas revestidas de sílica é difícil. Por conseguinte, é possível que as partículas revestidas de sílica, "saltem

Off' cerâmicas, mas após a transferência efectiva de sílica das partículas para o substrato cerâmico .[150]

Os resultados relativos à eficiência e durabilidade da ligação a longo prazo obtidos por esta técnica relativamente simples (partículas de óxido de alumínio de 30 µm revestidas a sílica, produto comercial: Cojet, Rocatec 3M ESPE, seguido da aplicação de silano) são contraditórios. Existem dados na literatura que mostram o aumento da força de ligação da zircónia e de diferentes cimentos de resina após a aplicação do dispositivo Cojet na atividade de pré-tratamento .[166,167,168]

DESVANTAGENS:

- É possível que o TBC (revestimento triboquímico) possa produzir uma camada de sílica não uniforme (variabilidade do utilizador) na superfície de ligação, o que, por sua vez, resulta numa variação da resistência da ligação.

- Outro ponto fraco deste método é a dureza da zircónia, que contribui para a baixa concentração de sílica na superfície de ligação.

Este problema pode ser resolvido através do aumento da pressão de funcionamento, o que pode aumentar a ligação da resina .[156]

- Além disso, existe ainda a questão da criação de micro-falhas na superfície com possível fratura devido à abrasão das partículas[111] . No entanto, isto não é de importância essencial, uma vez que foi demonstrado que a aplicação de agentes de cimentação de resina pode "curar" falhas de superfície .[169]

Por outro lado, existem estudos com dados que confirmam que o tratamento triboquímico não proporcionou vantagens em combinação com os cimentos auto-adesivos; tal situação é explicada pela superfície inerte da zircónia[170,145] . Estes autores sublinharam que todos os procedimentos e resultados só poderiam ser avaliados após um armazenamento prolongado em água superior a 30 dias, monitorizando o impacto da hidrólise na ligação zircónia-resina .[170]

BIOCERÂMICA

Em 1969, L. L. Hench e outros observaram que vários vidros e cerâmicas podiam ligar-se ao osso vivo e, assim, encontraram um novo material a que chamaram Bioglass .[171]

As biocerâmicas tornaram o tratamento endodôntico mais eficiente devido às suas propriedades osteocondutoras e às suas múltiplas utilizações, como nos casos de perfuração. Incluem substâncias como vidro bioativo, cerâmica de vidro, alumina, zircónia, revestimentos e compósitos, hidroxiapatite, vidros de radioterapia e fosfatos de cálcio reabsorvíveis .[172,173,174]

CLASSIFICAÇÃO

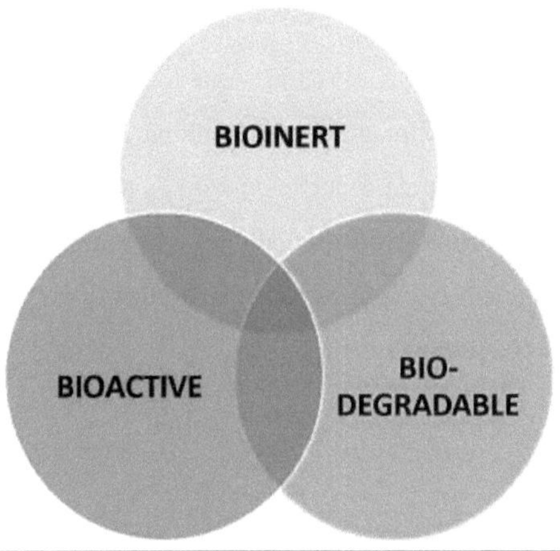

A primeira geração de biocerâmicas, denominada cerâmica inerte e representada pela alumina (Al2O3) e zircónia (ZrO2), desempenhou um papel importante para efeitos de substituição devido à sua baixa reatividade.

O principal objetivo era a substituição com a menor resposta tecidular, talvez porque a única resposta tecidular esperada era a inflamação e a rejeição do material. No entanto, a descoberta do Bioglass pelo Prof. Hench em 1969 levou a uma mudança nas perspectivas relativamente à reatividade na interface tecido-implante .[171]

VANTAGENS DA BIOCERÂMICA

- As biocerâmicas são extremamente biocompatíveis.
- Não tóxico.

- Não encolher.
- São quimicamente estáveis no ambiente biológico.
- Além disso, as biocerâmicas não provocam uma resposta inflamatória significativa se ocorrer um enchimento excessivo durante o processo de obturação ou numa reparação radicular. Esta é uma vantagem em endodontia.
- Uma outra vantagem do próprio material é a sua capacidade (durante o processo de presa) de formar hidroxiapatite e, em última análise, criar uma ligação entre a dentina e o material de preenchimento. Um componente significativo para melhorar esta adaptação à parede do canal é a natureza hidrofílica do material.

PROPRIEDADES CLÍNICAS

- Está disponível numa seringa um selante pré-misturado de biocerâmica (Endosequence BC Sealer).
- Tem um tempo de ação de aproximadamente quatro horas à temperatura ambiente e é introduzido imediatamente no canal radicular.
- Tem um prazo de validade de dois anos e não necessita de refrigeração para ser armazenado. Pode ser conservado à temperatura ambiente.
- Actuam através da criação de uma ligação entre o material de obturação adequado e a dentina e podem formar hidroxiapatite .[175,176]
- A presença de humidade nos túbulos dentinários afecta o tempo de presa do cimento biocerâmico. Esta disponibilidade de humidade no canal radicular é feita pelo túbulo dentinário, que é necessário para a reação de presa. Assim, antes da obturação, não é necessária a adição de humidade.
- O pH altamente alcalino (12,9) aumenta as suas propriedades bactericidas .[177]
- Pode ser utilizada uma ponta capilar muito pequena ou uma cânula para a sua administração, devido ao tamanho reduzido das partículas.

MECANISMO DE ACÇÃO

- Os selantes biocerâmicos utilizam a água inerente aos túbulos dentinários para a reação de presa, iniciando assim a reação de hidratação do material e reduzindo assim o tempo de presa.

- Pensa-se que a dentina contém cerca de 20 por cento de água (por volume). Esta água é responsável pela fixação do material.
- Estes cimentos obturadores estão disponíveis como cimento endodôntico pré-misturado e têm a vantagem de serem mais cómodos. Os problemas associados à mistura do cimento, como a mistura insuficiente e não homogénea, podem ser evitados e também ajudam a poupar tempo.
- Os selantes biocerâmicos têm a propriedade de endurecer apenas quando expostos a um ambiente húmido, como os túbulos dentinários .[178]
- Após a hidratação, o gel de silicato de cálcio e o hidróxido de cálcio são produzidos pelos silicatos de cálcio presentes no pó. O hidróxido de cálcio reage com os iões de fosfato e produz a precipitação de hidroxiapatite e água. A hidroxiapatite produzida pode ser utilizada como material de reconstrução e na reparação óssea, uma vez que não é tóxica. A interação contínua do silicato de cálcio e da água leva à produção de silicato de cálcio hidratado.
- As reacções de hidratação (A, B) dos silicatos de cálcio e a reação de precipitação (C) do fosfato de cálcio são :[179,180]

$$(A)\ 2[3CaO.SiO2] + 6H2O \text{ ---->} 3CaO.2SiO2.3H2O + 3Ca(OH)2$$

$$(B)\ 2[2CaO.SiO2] + 4H2O \text{ ---->} 3CaO.2SiO2.3H2O + Ca(OH)2$$

$$(C)\ 7Ca(OH)2 + 3Ca(H2PO4)2 \text{ ---->}\ Ca10(PO4)6(OH)2 + 12H2O$$

- Um fator crítico no controlo da taxa de hidratação e da reação de endurecimento é a água através das reacções de endurecimento.
- Quando comparada com a reação de endurecimento do hidróxido de cálcio, observa-se uma semelhança que está relacionada com o seu pH. É afetada pela libertação de iões hidroxilo e pela sua concentração. A dissociação é alterada pelo veículo utilizado. O pH da dentina também é alterado após a libertação de iões hidroxilo quando esta é tratada com o mesmo .[181]

BIOCERÂMICA COMO SELANTE ENDODÔNTICO

As biocerâmicas são selantes endodônticos de grande sucesso e apresentam várias vantagens, tais como uma melhor biocompatibilidade, capacidade de selagem, antibacteriana, facilidade de aplicação e um aumento da resistência da raiz após a obturação.

A extrema biocompatibilidade das biocerâmicas também pode ser observada em casos de reparação radicular, em que se verifica a ausência de inflamação e dor ou uma dor mínima após um enchimento excessivo durante a obturação .[178,182]

O cimento biocerâmico pode ser utilizado no canal radicular através da utilização de uma seringa pré-misturada. Assim, não é necessário misturar o cimento, o que evita problemas como uma mistura insuficiente e não homogénea.

As biocerâmicas são de natureza hidrofílica e têm a capacidade de formar hidroxiapatite. Levam à formação de uma ligação química entre o material de enchimento e as paredes da dentina. Isto elimina a presença de qualquer espaço entre as paredes dentinárias e o selante, o que melhora o selamento .[182]

O selante biocerâmico tem um tamanho de partícula de 2 μ, o que ajuda na sua distribuição por meio de uma ponta capilar .[175]

As biocerâmicas demonstraram radiopacidade e fluxo em conformidade com as recomendações da norma ISO 6876/2001 .[183]

Ghoneim et al demonstraram num estudo *in vitro* que o cimento biocerâmico (iRoot SP), particularmente com cones de guta percha ativa, aumentou a resistência à fratura das raízes tratadas endodonticamente .[184]

A condensação hidráulica sincronizada é uma caraterística de alguns cimentos biocerâmicos. Isto envolve a formação de uma verdadeira ligação entre a parede do canal radicular e o cone mestre.

O cimento biocerâmico pode ser colocado através da utilização de uma ponta intracanal. Estas pontas são flexíveis e permitem ao utilizador benefícios adicionais, tais como um melhor acesso ao canal radicular. As pontas capilares também podem ser utilizadas para colocar o cimento. O cimento é inserido lentamente e a ponta não deve ser inserida para além de um terço coronal. Após a remoção da ponta, o cimento fino é revestido no cone mestre.

Pode ser transportado e colocado material suficiente no ápice até ao comprimento final de trabalho, utilizando a guta-percha sincronizada .[178]

A conicidade constante do canal, combinada com o ajuste preciso da guta percha, ajuda a obter um excelente sistema hidráulico. Durante a reação de presa do material biocerâmico, existe a presença da criação de ligações químicas à parede do canal pela hidroxiapatite e outras entre as partículas de cerâmica no selante e as partículas nos cones revestidos com selante .[175]

[figura-32]

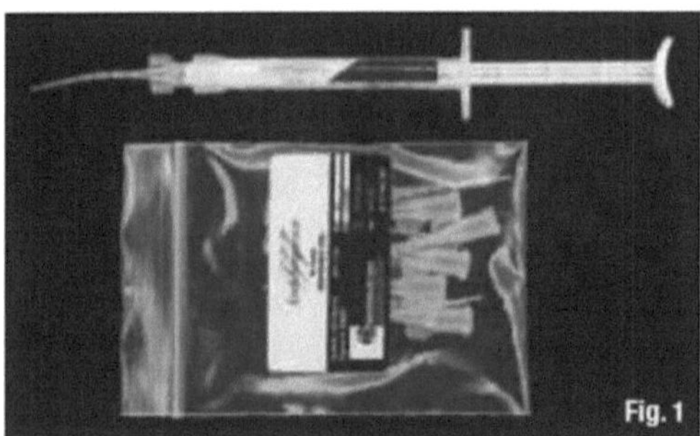

Fig. 1_The particle size of BC Sealer is so fine (less than two microns), it can actually be delivered with a 0.012 capillary tip. (Photographs/ Provided by Real World Endo)

BIOCERÂMICA COMO MATERIAL DE REPARAÇÃO RADICULAR[185]

As biocerâmicas são utilizadas em reparações radiculares e podem ser utilizadas de duas formas: como massa pré-misturada ou numa seringa pré-misturada.

Como materiais de reparação de raízes, são fáceis de utilizar e proporcionam uma mistura adequada.

As biocerâmicas têm muitas vantagens, tais como:

J biocompatibilidade,

J elevada resistência à lavagem e ausência de encolhimento.

J Apresenta igualmente boas propriedades físicas.

J A seringa elimina a necessidade de instrumentos manuais e também a necessidade de misturar.

O tamanho da partícula biocerâmica é inferior a 2 μ, pelo que pode ser fornecida por uma ponta capilar de 0,012 que permite que o material pré-misturado seja colocado por seringa. Assim, a seringa elimina a necessidade de instrumentos manuais.

Estes materiais têm uma resistência à compressão de 50-70 MPa .[175]

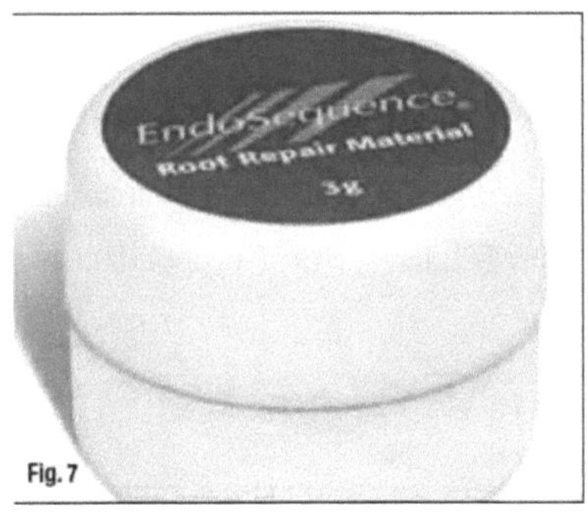

MATERIAL DE REPARAÇÃO DA RAIZ DE ENDOSEQUÊNCIA (fotografia fornecida pela Real World Endo) [figura-33]

BIOCERÂMICA EM CIRURGIA PERIAPICAL

A cirurgia endodôntica é indicada para dentes com patologias perirradiculares persistentes que não respondem ao tratamento não cirúrgico.

A cirurgia perirradicular é indicada quando o tratamento não cirúrgico é impraticável ou pouco suscetível de melhorar o resultado anterior. A cirurgia é efectuada para remover o agente etiológico e para restaurar a saúde funcional dos tecidos.

O defeito no osso pode ser preenchido através da utilização de material de enxerto para promover a formação óssea após a curetagem do defeito no osso.

Os tecidos duros humanos, como o esmalte dentário (98%) e o osso (60%-70%), têm a hidroxiapatite como componente mineral natural .[186]

O fosfato tricálcico não é um componente natural do osso, mas é clinicamente semelhante à hidroxiapatite. Devido à sua natureza parcialmente bio-reabsorvível, é considerado desejável para reparações de sítios morfológicos .[187]

Os biomateriais de fosfato de cálcio não são tóxicos e têm também a vantagem de se integrarem funcionalmente no osso, sem encapsulamento fibroso[188] . Promovem a extensão do osso em áreas que este ocuparia devido às suas propriedades de orientação do crescimento. Fornecem uma matriz física adequada para a deposição de osso novo .[189]

O fosfato de cálcio bifásico inclui tanto o fosfato β-tricálcico como a hidroxiapatite.

Estes dois, em conjunto, pelas suas propriedades, permitem controlar a bioatividade[190,191,192] . Os fosfatos de cálcio bifásicos mantêm tanto o potencial osteocondutor da hidroxiapatite como o controlo da reabsorção do fosfato tricálcico .[187]

Existe a hipótese de que os fosfatos cerâmicos bifásicos têm duas funções principais que incluem a iniciação do crescimento e diferenciação celular e têm a propriedade de osteoindução .[193]

CAPEAMENTO DA POLPA COM BIOCERÂMICA

As terapias pulpares ou o capeamento pulpar em pacientes jovens podem ser mais bem geridos com biocerâmicas pré-siringidas. Também pode ser utilizada para o capeamento pulpar direto.

O procedimento começa com o isolamento do dente pelo dique de borracha. Após esta desinfeção

A limpeza do local de exposição é efectuada com NaOCl e algodão. O local de exposição pode ser coberto por biocerâmica em forma de massa ou na forma pré-misturada. O material biocerâmico pode então ser coberto por uma restauração de ionómero de vidro ou Compomer. Finalmente, a restauração é efectuada. Se necessário, pode ser efectuado o condicionamento ácido. Pode ser efectuado o capeamento pulpar numa única visita .[175]

RESUMO

A capacidade das cerâmicas para imitar as caraterísticas ópticas do esmalte e da dentina, bem como a sua biocompatibilidade e durabilidade química, fazem delas um dos materiais mais utilizados atualmente em medicina dentária. A maioria das cerâmicas altamente estéticas são compósitos de vidro preenchidos com base em vidros de alumina-silicato derivados de minerais feldspáticos extraídos de minas.

A leucite mineral é a carga cristalina mais comum utilizada em concentrações relativamente baixas em porcelanas para sistemas metalo-cerâmicos e em concentrações mais elevadas como carga de reforço em vários sistemas totalmente cerâmicos.

Assim, os actuais sistemas de cerâmica dentária (cerâmica de vidro reforçada com leucite ou dissilicato de lítio, cerâmica de alta alumina ou zircónia) oferecem melhores propriedades físicas e mecânicas do que os sistemas mais antigos e tradicionais .[194]

Os actuais sistemas All Ceramic são simples e relativamente menos sensíveis à técnica.

No entanto, a utilização adequada das diretrizes do fabricante e um bom conhecimento do material são essenciais para o sucesso clínico do material de restauração.

A introdução da cerâmica de zircónio abriu uma vasta gama de aplicações totalmente em cerâmica que eram impensáveis há 30 anos. No que diz respeito à dureza, as cerâmicas de óxido de zircónio apresentam o valor de dureza mais elevado. O valor mais elevado para a resistência à fratura entre as cerâmicas dentárias também é apresentado pelas cerâmicas de óxido de zircónio .[194]

Nos últimos anos, também se registaram progressos notáveis no processamento e desenvolvimento da cerâmica. Os sistemas CAD/CAM permitem a automatização dos processos de fabrico, mantendo a qualidade e reduzindo o tempo de processamento. Têm também o potencial de minimizar as imprecisões na técnica e reduzir os riscos de contaminação cruzada. Permitem a aplicação de novos materiais de elevada resistência com excelente biocompatibilidade combinada com uma resistência mecânica adequada, disposições para desenhos estéticos, excelente precisão de ajuste e longevidade .[93]

A Bioceramic tem uma vasta gama de produtos de biovidro utilizados em medicina e medicina dentária.

A 1ª geração de cerâmicas inertes tinha como objetivo substituir o osso natural; a 2ª geração tinha como objetivo imitar algumas funções relacionadas com a biomineralização; e agora a 3ª geração de biocerâmicas ajuda as células ósseas a trabalhar, fornecendo um suporte adequado.

Em Endodontia, a sua utilização como selantes de canais radiculares ajuda a preservar a estrutura natural do dente em canais com curvaturas agudas, uma vez que fluem em todos os ângulos agudos e irregularidades do canal, permitindo assim que o utilizador seja mais conservador durante a moldagem endodôntica .[185]

O desenvolvimento de cerâmicas osteoregenerativas através do controlo da sua composição química, meso e macroporosidade, ou pela incorporação de agentes osteogénicos pode desempenhar um papel importante na ciência dos biomateriais.

A cerâmica dentária é uma área de investigação vasta e interessante. Existem imensas possibilidades de investigação, na área da estética, do processamento de novas cerâmicas com propriedades biológicas (aumentando a sua interação com as células ou reduzindo a aderência bacteriana), da modificação da superfície, etc.

A cerâmica não é apenas o presente e o futuro da medicina dentária estética, mas as suas aplicações cada vez maiores e a extensão das suas propriedades excepcionais fazem dela também o futuro da endodontia.

Assim, o futuro da cerâmica dentária reside em todas as áreas da medicina dentária de restauração direta e indireta. Os avanços no material oferecerão em breve ao consultório dentário a potência extra necessária para produzir restaurações biofuncionais e bioestéticas mais previsíveis e perfeitas.

BIBLIOGRAFIA

1. Phillip's Science of dental materials - 12th ed

2. J.J. Gilman - 'The nature of ceramics' in materials (D Flanagen et al eds.), W.H. Freeman and co. São Francisco,1967.

3. Materiais utilizados em medicina dentária - S. Mahalaxmi (MDS)

4. Hildyard, Robin. (1999) *European Ceramics*. Londres: V&A Publications, p.46

5. Mc Linn, Arte e Ciência da Cerâmica Dentária.

6. Mc Geary, R.K.,1961, J. Am Ceram Soc,44,513.

7. N. A. Haroun e D.W. Budworth, J. Mat. Sci. , 3(3), 326-328, 1968.

8. J. Frenkel (1945) Viscous flow of crystalline bodies under the action of surface tension, Journal of Physics (Moscow)9 385-391

9. O' Hara, M.J. , I.B. Cutler,1969, 'fabrication Science-2', Proceedings of the British Ceramic Society, 12:145-154.

10. G. C. Kuczynski e I. Zaplatynsky, J. Am. Ceram. Soc, 39, 349 (**1956**).

11. I.B. Cutler e R.E. Henrichsen (1968) effect of particle shape on the kinetics of sintering of glass, Journal of American Ceramic Society,51[10] 604-605.

12 R. F. **Vines**, J. O. Semmelman, P. W. Lee, e F. P. Fonvielle (/. Amer. Ceram. Soc, 41, 304, **1958**). A porosidade interna da **cerâmica**.

13 Kulp, P.R. , Lee, P.W. e Fox J.E., Teste de impacto para porcelana dentária, J. Dent Res.40:1136, 1961.

14 Hahn C., Teuchert K.: Ber. Dent. Keram. Ges. *57*, 208(1980).

15 . A.A. Griffith, "O fenómeno da rutura e dos fluxos nos sólidos" Phil. Trans Royal Soc.221, 1921, 163-167.

16 . Southan, D.E. e Jorgensen KD, 'Faulty Porcelain jacket crowns', Aus Dent J,12, 436-440,1972.

17 . Nickerson, "History of the Munsell Color System", 1969.

18 .K. Mc Laren, The development of the CIE 1976 (L*a*b*) uniform color space

and color difference formula, J. Soc Dyers color,92:338- 341(1976).

19 . Vickery, R.C. e Badinelli L.A., Nature of attachment forces in Porcelain-gold systems, J. Dental Res 47, 683 (1968).

20 Cascone PJ: A teoria da ligação para sistemas metálicos de porcelana. Em Yamada HN, Grenoble PB, eds: Dental Porcelain-The State of the art:1977, Pg 109.

21 . J.W. Mc Lean, "A natureza da cerâmica dentária e a sua utilização clínica", pág. 109, em The Science and Art of Dental Ceramics, 1979.

22 Bagby M., Marshall SJ, Marshall GW (1990) Compatibilidade metalo-cerâmica: Uma revisão da literatura, J Prosthet dent 63:21.

23 Mclean, Jw. **A ciência e a arte da cerâmica dentária.** In: Quintessence, Chicago; 1983:127-133.

24 . Leucite Porcelain Fused To Metals For Dental Restoration-Martina Mràzova, Alexandra Klouzkovà; Ceramics - Silikaty 53 (3) 225-230 (2009).

25 . Weinstein M, Katz S, Weinstein AB (1962) Fused Porcelain-to-Metal Teeth, US Patent No. 3,052,982, Sept. 11.

26 Glossário de termos de prótese dentária, 1987.

27 Ligas para restaurações metalo-cerâmicas, David Brown, Dental Update,2005;32; 583-586.

28 . Estudo microestrutural comparativo da zona de difusão entre a liga de NiCr e diferentes cerâmicas dentárias - C. Hegedus,L. Daróczi,V. Kokényesi,D.L. Beke- JDR maio 2002 vol. 81 no. 5 334-337.

29 . Efeito do berílio na fundibilidade e resistência das ligações ceramometálicas em ligas de níquel-crómio-J *Prosthet Dent* 1998 Vol 80 (5704) **O L Bezzon**,R F Ribeiro,G De Mattos Mda,J M Rollo.

30 Novo método de compactação semi-isostática de alta velocidade para preparar copings dentários de titânio - M. Eriksson; H.-Â. Haggblad; C. Berggren; M. Andersson; R. Holmersson; E. Carlstrom- Powder Metallurgy Volume 47, Número 4 (01 de dezembro de 2004), pp. 335-342.

31 Resistência de ligação de ligas binárias de titânio à porcelana Masanobu Yoda,

Tatsuhiko Konno, Yukyo Takada, Kazunori Iijima, Jason Griggs, Osamu Okuno, Kohei Kimura, Toru Okabe- Biomaterials 22 (2001) 1675}1681.

32 A coroa de alumina ligada. 1. A ligação da platina à porcelana dentária aluminosa utilizando revestimentos de óxido de estanho.-McLean JW, Sced IR.- Aust Dent J. 1976 Apr;21(2): 119-27.

33 Shoher I, Whiteman A. Captek - uma nova tecnologia capilar para restauração de ceramometal.Quintessence Int 1995;18:9-19.

34 . Introdução à tecnologia metalo-cerâmica - W. Patrick Naylor.

35 Van Noort R. Introdução aos materiais dentários. Philadelphia, Pa: Elsevier Health Sciences; 2002.

36 .Phillip's 1982 - Skinner's 8th edition.

37 McLean, JW. **A ciência e a arte da cerâmica dentária.** in: Quintessence, Chicago; 1979:47.

38 Espessura óptima da porcelana opaca e de corpo. Barghi N, Lorenzana RE.- J Prosthet Dent. 1982 Oct;48(4):429-31.

39 Fundamentos da tecnologia dentária. Katsumi **Tamura**, James A. **Fowler**. Quintessence Pub. Co., **1987.**

40 Lacy AM. A natureza química da porcelana dentária. Dent Clin North Am. 1977;21(4):661-667.

41 . Efeitos da textura da superfície **opaca** e da porcelana na cor das restaurações de ceramometal - SH Jacobs, CJ Goodacre, BK Moore, **RW Dykema.** J Prosthet Dent, 46 (1981), pp. 330-340.

42 RT **De Vreugd**, HF **Eissmann**; Cosmetic full veneer crowns- Dental laboratory procedures, fixed partial dentures (2nd ed), vol. 2CV Mosby Co, St Louis (**1980**), pp. 245-261.

43 . Phillip's Science Of Dental Materials - anusavice-11th ed.

44 . livro didático de materiais dentários - sharmilla hussain.

45 . Meyer JM; O'brien, WJ; e Yu, CU (1976): sinterização de esmaltes de porcelana dentária, j dent res 55:696-699.

46 . Laub LW et al: A interface metal-porcelana das coroas de ouro. [resumo 874]. J Dent Rest,57.A293.1978.

47 Nally JN: Análise químico-física e ensaios mecânicos do complexo ceramo-metálico. Int Dent J 18:309,1968.

48 Kelly et al: Determinação da resistência à tração da interface entre a porcelana fundida e o ouro.J Biomed Mater Res 3:403,1969.

49 . O'Brian WJ: teoria do platô coesivo da colagem de ligas de porcelana. Porcelana Dental - o estado da arte 1977.pg 137.

50 O ensino de restaurações em cerâmica pura nas escolas de medicina dentária norte-americanas: materiais e técnicas empregues -Frazier KB, Mjor IA, J Esthet Dent. 1997;9(2):86-93.

51 Cerâmica dentária: ideias e tendências actuais-Kelly JR ·Dent Clin North Am. 2004 Abr;48(2):viii, 513-30.

52 . Griggs JA. Avanços recentes em materiais para restaurações de cerâmica pura. Dent Clin North Am 2007.

53 . Antonson SA, Anusavice KJ. Relação de contraste entre cerâmica de revestimento e cerâmica de núcleo em função da espessura. Int J Prosthodont 2001;14(4):316-20.

54 . Haselton DR, Diaz-Arnold AM, Hillis SL. Avaliação clínica de coroas de cerâmica pura de alta resistência. J Prosthet Dent 2000;83(4):396-401.

55 . Chai J, Takahashi Y, Sulaiman F, Chong K, Lautenschlager EP. Probabilidade de fratura de coroas totalmente em cerâmica. Int J Prosthodont 2000;13(5).

56 . Xiao-ping L, Jie-mo T, Yun-long Z, Ling W. Resistência e tenacidade à fratura da alumina infiltrada com vidro modificado com MgO para CAD/CAM. Dent Mater 2002;18(3):216-20.

57 . Bindl A, Mormann WH. Uma avaliação clínica até 5 anos de coroas centrais posteriores em cerâmica CAD/CAM. Int J Prosthodont 2002;15(5):451-6.

58 . Guazzato M, Albakry M, Swain MV, Ironside J. Propriedades mecânicas de In-

Ceram Alumina e In-Ceram Zirconia. Int J Prosthodont 2002;15(4):339-46.

59 . Heffernan MJ, Aquilino SA, Diaz-Arnold AM, Haselton DR, Stanford CM, Vargas MA. Translucidez relativa de seis sistemas de cerâmica pura. Parte II: materiais do núcleo e da faceta. J Prosthet Dent 2002;88(1):10-5.

60 Heffeman MJ, Aquilino SA, Diaz-Arnold AM, Haselton DR, Stanford CM, Vargas MA. Translucidez relativa de seis sistemas de cerâmica pura. Parte I: materiais de núcleo. J Prosthet Dent 2002;88(1):4-9.

61 Magne P, Belser U. Melhorias estéticas e testes in vitro da cerâmica InCeram Alumina e Spinell. Int J Prosthodont 1997;10(5):459-66.

62 Sundh A, Sjogren G. Uma comparação da resistência à fratura de coroas de cerâmica de zircónia parcialmente estabilizada com óxido de ítrio com diferentes espessuras de núcleo, formas e cerâmica de revestimento. J Oral Rehabil 2004;31(7):682-8.

63 Raigrodski AJ. Materiais e tecnologias contemporâneos para próteses parciais fixas de cerâmica pura: uma revisão da literatura. J Prosthet Dent 2004;92(6):557-62.

64.Sulaiman F, Chai J, Jameson LM, et al. Uma comparação da adaptação marginal das coroas In-Ceram, IPS Empress e Procera. Int J Prosthodont 1997;10(5):478-84.

65 Yeo IS, Yang JH, Lee JB. Adaptação marginal in vitro de três sistemas de coroas totalmente em cerâmica. J Prosthet Dent 2003;90(5):459-64.

66 Tinschert J, Zwez D, Marx R, et al. Fiabilidade estrutural de cerâmicas à base de alumina, feldspato, leucite, mica e zircónia. J Dent 2000;28(7):529-35.

67 Fradeani M, Redemagni M. Uma avaliação clínica de 11 anos de coroas de cerâmica de vidro reforçadas com leucite: um estudo retrospetivo. Quintessence Int 2002;33(7):503-10.

68 Conrad HJ, Seong WJ, Pesun IJ. Materiais e sistemas cerâmicos actuais com recomendações clínicas: uma revisão sistemática. J Prosthet Dent 2007;98(5):389-404.

69 . Oh SC, Dong JK, Luthy H, Scharer P. Resistência e microestrutura da cerâmica vítrea IPS Empress 2 após diferentes tratamentos. Int J Prosthodont 2000;13(6):468-72.

70 . Esquivel-Upshaw JF, Chai J, Sansano S, Shonberg D. Resistência à coloração, resistência à flexão e solubilidade química de porcelanas de núcleo para coroas totalmente em cerâmica. Int J Prosthodont 2001;14(3):284-8.

71 . Herrguth M, Wichmann M, Reich S. A estética das coroas de cerâmica pura folheadas e monolíticas CAD/CAM. J Oral Rehabil 2005;32(10):747-52.

72 Stappert CF, Att W, Gerds T, Strub JR. Resistência à fratura de diferentes restaurações de molares em cerâmica de cobertura parcial: Uma investigação in vitro. J Am Dent Assoc 2006;137(4):514-22.

73 Adair e Grossman: a coroa de cerâmica fundível, Int j. of Periodont. Rest. Dentistry, 1984.

74 *Duret F, Preston JD. Imagens CAD/CAM em medicina dentária. Curr Opin Dent 1991; 1:150-154.*

75 . *Mormann W.H., A origem do método cerec: uma revisão pessoal dos primeiros 5 anos. Int J Comput Dent. 2004; 7(1): 11-24.*

76 *Anderson M, oden A. Uma nova coroa totalmente em cerâmica: Uma coroa de alumina densa sinterizada e de elevada pureza com porcelana. Ata Odontol Scand 1993; 51: 59-64.*

77 *Anderson M. Carlsson L, Persson M, Bergmann B. Exatidão da fresagem à máquina e da esparadrapagem com um sistema CAD/CAM. J. Prosthet Dent 1996; 76:187-93.*

78 *Ellingsen LA, Fasbinder DJ. Uma avaliação in vitro de coroas de cerâmica CAD/CAM. J. Dent Res 2002; 81:33.*

79 .*May KB, Russel MM, Razzoog ME, et al. Precessão de ajuste; a coroa procera all Ceram. J Prosthet Dent 1998; 80: 394-404.*

80 . *Tinschert J, Natt G, Mautsch W. et. al. Adaptação marginal de próteses parciais fixas à base de alumina e zircónia produzidas por um sistema CAD/DAM. Oper Dent 2001; 26:367-374.*

81 . *Liu PR. Um panorama dos sistemas restauradores dentários CAD/CAM. Compend Contin Educ Dent 2005: 26(7); 507-512.*

82 *Freedman M, Quinn F, Sullivan M. Restaurações CAD/DAM unitárias: uma revisão da literatura. JIrish Dent Assoc 2007; 53:38-45.*

83 Estado atual da restauração de zircónia - Takashi Miyazaki (DDS, PhD) et al-Journal of Prosthodontic Research 57 (2013) 236-261.

84 .*May KB, Russel MM, Razzoog ME, et al Precessão de ajuste; a coroa procera all Ceram. J Prosthet Dent 1998; 80: 394-404.*

85 . *Vander Zel J, Vlaar S, Ruiter W, Davidsonc. O sistema CICERO para o fabrico CAD/CAM de coroas totais em cerâmica. JProsthet Dent 2001; 85:261- 67.*

86 *Hertlein G. Kramer M, Sprengart T, et al. Tempo de fresagem Vs ajuste marginal de restaurações de zircónia fabricadas por CAD/CAM. J. Dent Res 2003; 82:194.*

87 Sorensen JA et al, fidelidade marginal de todas as pontes de cerâmica, J Dent Rest, 1991: 70.

88 Sorensen JA, efeito do meio de armazenamento e da carga de fadiga na resistência da cerâmica, J Dent Rest, 2000.

89 Curtis AR, Dissertação de Mestrado, Universidade de Birmingham, 2005.

90 Curtis AR, Wright AJ, o efeito de cargas mastigatórias simuladas na resistência à flexão bi-axial e na fiabilidade de uma cerâmica dentária Y-TZP. J Dentistry,2006,36.

91 Coroas e pontes totalmente em cerâmica à base de zircónia: três relatos de casos - FJ Trevor et al, dental update, 2006:33,401-410.

92 Crisp RJ et al, Handling evaluation of a self sdhesive resin cement by UK dental practitioners, Int Dent J, no prelo.

93 .CAD/CAM EM RESTAURAÇÕES DENTÁRIAS: UMA VISÃO GERAL- Sneha S.Mantri ,Abhilasha S. Bhasin-Vol. - II Issue 3 julho - Set. 2010.

94 Strub JR, Rekbow ED e Witkowski S. Conceção e fabrico de restaurações dentárias assistidos por computador. Situação atual e possibilidades futuras. J. Am Dent Assoc. 2006; 137; 1289-1296

95. Anuvanice KJ (Ed) Phillips RW. Phillips Ciência dos Materiais Dentários. 11ª Edição, WB Saunders Company, Pensilvânia, EUA, Capítulo 21, pág. 692.

96. Piconi C, Maccauro G. A zircónia como biomaterial cerâmico. Biomateriais

1999;20:1-25.

97. Garvie RC, Hannink RH, Pascoe RT. Aço cerâmico Naturec1975;258:703-4.

98. Gupta TK, Bechtold JH, Kuznickie RC, Cadoff LH, Rossing BR. Estabilização da fase tetragonal em zircónia policristalina. Journal of Materials Science 1978;13:1464.

99. Garvie RC, Nicholson PS. Estrutura e propriedades termodinâmicas da zircónia parcialmente estabilizada no sistema CaO-ZrO2. Journal of American Ceramic Society 1972;55:152-7.

100. Coroas e pontes totalmente em cerâmica à base de zircónia: três relatos de casos- FJ Trevor et al, dental update, 2006:33,401-410.

101. Pali WM et al, Trends in indirect dentistry- CAD-CAM, dent update 2005,32.

102. Denry I, Kelly JR. Estado da arte da zircónia para aplicações dentárias. Dent Mater 2008;24:299-307;

103. Al-Ameleh B, Lyons K, Swain M. Ensaio clínico em zircónia: uma revisão sistemática. J Oral Rehabil 2010;37:641-5.

104. Strub JR, Rekow ED, Witkowski S. Conceção e fabrico de restaurações dentárias assistidos por computador: sistemas actuais e possibilidades futuras. J Am Dent Assoc 2006;137:1289-96.

105. Komine F, Blatz MB, Matsumura H. Estado atual das restaurações fixas à base de zircónia. J Oral Sci 2010;52:531-9;

106. Raigrodski AJ, Hillstead MB, Meng KG, Chung KH. Sobrevivência e complicações das próteses dentárias fixas à base de zircónia: uma revisão sistemática. J Prosthet Dent 2012;107:170-7

107. Raigrodski AJ, Yu A, Chiche GJ, Hochstedler JL, Mancl LA, Mohamed SE. Eficácia clínica das próteses dentárias fixas parciais posteriores à base de dióxido de zircónio folheado: resultados de cinco anos. J Prosthet Dent 2012;108:214-22.

108. Fischer J, Grohman P, Stawarczyk B. Efeito dos tratamentos de superfície da zircónia na resistência ao cisalhamento dos compósitos cerâmicos de zircónia/veneering. Dent Mater J 2008;27:448-54.

109. Aboushelib MN, Feilzer AJ, Kleverlaan CJ. Colagem à zircónia utilizando um

novo tratamento de superfície. J Prosthodont. 2010; 19(5):340-6.

110. Blatz MD, Sadan A, Kern M. Colagem de cerâmica à base de sílica: diretrizes clínicas e laboratoriais. Em: Sadan A, editor. Quintessência da Tecnologia Dentária 2002. Carol Stream, Illinois: Quintessence; 2002. p.54-62.

111. Smith RL, Villanueva C, Rothrock JK, Garcia-Godoy CE, Stoner BR, Piascik JR, et al. Resistência de ligação à microtensão a longo prazo da zircónia modificada à superfície. Dent Mater. 2011; 27(8):779-85.

112. Blatz MB, Sadan A, Kern M. Colagem de resina-cerâmica: uma revisão da literatura. J Prosthet Dent. 2003; 89(3):268-74.

113. C. J. Soares,P.V. Soares, J. C. Pereira, andR.B.Fonseca, Surface treatment protocols in the cementation process of ceramic and laboratory-processed composite restorations: a literature review," *Journal of Esthetic and Restorative Dentistry*, vol. 17, no. 4, pp. 224235, 2005.

114. G. A. Borges, A. M. Sophr, M. F. de Goes, L. C. Sobrinho, e D. C. N. Chan, "Effect of etching and airborne particle abrasion on the microstructure of different dental ceramics," *Journal of Prosthetic Dentistry*, vol. 89, no. 5, pp. 479-488, 2003.

115. A. Della Bona, T. A. Donassollo, F. F. Demarco, A. A. Barrett, e J. J.Mecholsky Jr., Characterization and surface treatment effects on topography of a glass-infiltrated alumina/zirconiareinforced ceramic," *Dental Materials*, vol. 23, no. 6, pp. 769- 775, 2007.

116. A. Della Bona, M. Borba, P. Benetti, and D. Cecchetti, "Effect of surface treatments on the bond strength of a zirconia-reinforced ceramic to composite resin", *Brazilian Oral Research*, vol. 21, no. 1, pp. 10-15, 2007.

117. T. A.Donassollo, F. F.Demarco, e A.Della Bona, "Resistência de ligação da resina a uma cerâmica reforçada com zircónia após diferentes tratamentos de superfície," *General Dentistry*, vol. 57, no. 4, pp. 374-379, 200.

118. A.N.Cavalcanti, R. M. Foxton, T. F.Watson, M. T. Oliveira,M. Giannini, e G. M.Marchi, "Resistência de união de cimentos de resina a uma cerâmica de zircónia com diferentes tratamentos de superfície," *Operative Dentistry*, vol. 34, no. 3, pp. 280-287, 2009.

119. Aboushelib MN, Matinlinna JP, Salameh Z, Ounsi H. Inovações na adesão a materiais à base de zircónia: Parte I. Dent Mater. 2008; 24(9):1268-72.

120. Mirmohammadi H, Aboushelib MNM, Salameh Z, Feilzer AJ, Kleverlaan CJ. Inovações na ligação a cerâmicas à base de zircónia: Parte III. Cimentos de resina de monómero de fosfato. Dent Mater. 2010; 26(8):786-92.

121. Mirmohammadi H, Aboushelib MNM, Salameh Z, Feilzer AJ, Kleverlaan CJ. Inovações na ligação a cerâmicas à base de zircónia: Parte III. Cimentos de resina de monómero de fosfato. Dent Mater. 2010; 26(8):786-92.

122. M. Kern e S. M. Wegner, "Bonding to zirconia ceramic: adhesion methods and their durability," *Dental Materials*, vol. 14, no. 1, pp. 64-71, 1998.

123. M. B. Blatz, A. Sadan, J.Martin, e B. Lang, "Avaliação in vitro da resistência ao cisalhamento da resina à cerâmica de óxido de zircónio de alta pureza densamente sinterizada após armazenamento a longo prazo e termociclagem," *Journal of Prosthetic Dentistry*, vol. 91, no. 4, pp. 356- 362, 2004. ;

124. R. C. de Oyag ue, F. Monticelli,M. Toledano, E. Osorio, M. Ferrari e R. Osorio, "Influência dos tratamentos de superfície e da seleção de cimento resinoso na adesão à cerâmica de óxido de zircónio densamente sinterizada", *Dental Materials*, vol. 25, n.º 2, pp. 172-179, 2009,

125. R. C. Oyag ue, F. Monticelli,M. Toledano, E. Osorio,M. Ferrari, e R. Osorio, "Effect of water aging on microtensile bond strength of dual-cured resin cements to pre-treated sintered zirconium-oxide ceramics," *Dental Materials,* vol. 25, no. 3, pp. 392399, 2009.

126. M. "Ozcan, H. Nijhuis, e L. F. Valandro, "Effect of various surface conditioning methods on the adhesion of dual-cure resin cement with MDP functional monomer to zirconia after thermal aging," *Dental Materials Journal*, vol. 27, no. 1, pp. 99- 104, 2008.

127. S. Kitayama, T. Nikaido, R. Takahashi et al., "Effect of primer treatment on bonding of resin cements to zirconia ceramic, "*Dental Materials*, vol. 26, no. 5, pp. 426-432, 2010.

128. Y. Tsuo, K. Yoshida, e M. Atsuta, "Effects of alumina blasting and adhesive

primers on bonding between resin luting agent and zirconia ceramics," *Dental Materials Journal*, vol. 25, no. 4, pp. 669-674, 2006.

129. B. Yang, A. Barloi, e M. Kern, "Influence of air-abrasion on zirconia ceramic bonding using an adhesive composite resin," *Dental Materials*, vol. 26, no. 1, pp. 44-50, 2010.

130. K. Takeuchi, A. Fujishima, A. Manabe et al., "O tratamento combinado de tratamento triboquímico e monómero de éster de ácido fosfórico de cerâmica de zircónia aumenta a durabilidade da ligação de cimentos de cimentação à base de resina," *DentalMaterials Journal*, vol. 29, no. 3, pp. 316-323, 2010.

131. F. Lehmann e M. Kern, "Durabilidade da ligação de resina à cerâmica de zircónia utilizando diferentes primários," *The Journal of Adhesive Dentistry*, vol. 11, n.º 6, pp. 479-483, 2009.

132. J.Y.Yun,S.R.Ha, J. B. Lee, andS.H.Kim, "Effect of sandblasting and various metal primers on the shear bond strength of resin cement to Y-TZP ceramic," *Dental Materials*, vol. 26, no. 7, pp. 650-658, 2010.

133. L. Silva, A. Costa, J. Queiroz, M. Bottino, and L. Valandro, "Ceramic primer heat-treatment effect on resin cement/Y- TZP bond strength," *Operative Dentistry*, vol. 37, no. 6, pp. 634-640, 2012.

134. P.Magne, M. P. G. Paranhos, e L. H. Burnett Jr., "Newzirconia primer improves bond strength of resin-based cements," *Dental Materials*, vol. 26, no. 4, pp. 345-352, 2010.

135. J. P. Matinlinna, L. V. J. Lassila, M. " Ozcan, A. Yli-Urpo, e P. K. Vallittu, "An introduction to silanes and their clinical applications in dentistry," *International Journal of Prosthodontics*, vol. 17, no. 2, pp. 155-164, 2004.

136. J. P. Matinlinna, T. Heikkinen, M. " Ozcan, L. V. J. Lassila, e P. K. Vallittu, "Evaluation of resin adhesion to zirconia ceramic using some organosilanes," *Dental Materials*, vol. 22, no. 9, pp. 824831, 2006.

137. N. Barghi, "To silanate or not to silanate: making a clinical decision," *Compendium of Continuing Education in Dentistry*, vol. 21, n.º 8, pp. 659-666, 2000.

138. R. Frankenberger, N. Kramer, e J. Sindel, "Repair strength of etched vs silica-

coated metal-ceramic and all-ceramic restorations," *Operative Dentistry*, vol. 25, no. 3, pp. 209-215, 2000.

139. H. R. Horn, "Facetas laminadas de porcelana coladas ao esmalte gravado", *Dental Clinics of North America*, vol. 27, no. 4, pp. 671684, 1983.

140. K. J. M. Soderholm e S. W. Shang, "Molecular orientation of siliane at the surface of colloidal silica," *Journal of Dental Research*, vol. 72, n.º 6, pp. 1050-1054, 1993.

141. T. Derand,M.Molin, e K. Kvam, "Bond strength of composite luting cement to zirconia ceramic surfaces, "*DentalMaterials*, vol. 21, no. 12, pp. 1158-1162, 2005.

142. R. C. Oyag ue, F. Monticelli,M. Toledano, E. Osorio,M. Ferrari, e R. Osorio, "Effect of water aging on microtensile bond strength of dual-cured resin cements to pre-treated sintered zirconium-oxide ceramics," *Dental Materials*, vol. 25, no. 3, pp. 392399, 2009.

143. L. F. Valandro, M. "Ozcan, R. Amaral, F. P. P. Leite, e M. A. Bottino, "Resistência de ligação à microtensão de um cimento de resina à zircónia in-ceram silicada e silanizada antes e depois do envelhecimento," *International Journal of Prosthodontics*, vol. 20, n.º 1, pp. 70-72, 2007.

144. Piascik JR, Swift EJ, Thompson JY, Grego S, Stoner BR. Modificação da superfície para uma silanização melhorada da cerâmica de zircónia. Dent Mater. 2009; 25(9):1116-21.

145. Piascik JR, Wolter SD, Stoner BR. Desenvolvimento de uma nova modificação de superfície para uma melhor ligação à zircónia. Dent Mater. 2011; 27(5):E99-E105.

146. Jevnikar P, Krnel K, Kocjan A, Funduk N, Kosmac T. O efeito do revestimento de alumina nano-estruturado na força de ligação da resina à cerâmica de zircónia. Dent Mater. 2010; 26(7):688-96.

147. Aboushelib N, Feilzer A, inventores. Novo tratamento de superfície para materiais à base de zircónia. Pedido de patente europeia n.º 05077396.9 (Patente) 2006.

148. Chevalier J, Deville S, Munch E, Jullian R, Lair F. Efeito crítico da fase cúbica no envelhecimento em cerâmica de zircónia estabilizada com ítria a 3 mol% para prótese de substituição da anca. Biomaterials. 2004; 25(24):5539-4.

149. Zhang SC, Kocjan A, Lehmann F, Kosmac T, Kern M. Influência da contaminação na resistência de ligação da resina à cerâmica de zircónia revestida com alumina nano-estruturada. Eur J Oral Sci. 2010; 118(4): 396403.

150. Krnel K, Kocjan A, Kosmac T. Um método simples para a preparação de revestimentos de aluminato nanoestruturados. J Am Ceram Soc. 2009; 92(10):2451-4.

151. Mehta D, Shetty R. Colagem à zircónia: elucidando a confusão. Int Dent SA. 2008; 12(2):46-5,

152. Casucci A, Osorio E, Osorio R, Monticelli F, Toledano M, Mazzitelli C, et al. Influência de diferentes tratamentos de superfície em estruturas de zircónia de superfície. J Dent. 2009; 37(11):891-7.

153. Dilemas na colagem de zircónia: Uma revisão: Kosovka Obradovic-Djuricicl, Vesna Medici, Slobodan Dodici, Dragan Gavrilov2, Djordje Antonijevicl, Milorad Zrilic3, Srp Arh Celok Lek. 2013 May-Jun;141(5-6):395-401.

154. Wolfart M, Lehmann F, Wolfart S, Kern M. Durabilidade da força de ligação da resina à cerâmica de zircónia após a utilização de diferentes métodos de condicionamento da superfície. Dent Mater. 2007; 23(1):45-50.

155. A. Casucci, E. Osorio, R. Osorio et al., "Influence of different surface treatments on surface zirconia frameworks," *Journal of Dentistry,* vol. 37, n.º 11, pp. 891-897, 2009.

156. T. T. Heikkinen, L. V. J. Lassila, J. P. Matinlinna, e P. K. Vallittu, "Effect of operating air pressure on tribochemical silica- coating," *Ata Odontologica Scandinavica,* vol. 65, no. 4, pp. 241248, 2007.

157. M. Kern e V. P. Thompson, "Sandblasting and silica-coating of dental alloys: volume loss, morphology and changes in the surface composition," *DentalMaterials*, vol. 9, no. 3, pp. 155-161, 1993.

158. Guazzato M, Quach L, Albakry M, Swain MV. Influência dos tratamentos de superfície e térmico na resistência à flexão da cerâmica dentária Y-TZP. J Dent. 2005; 33(1):9-18. 19.

159. Zhang Y, Lawn BR, Rekow ED, Thompson VP. Effect of sandblasting on the long-term performance of dental ceramics (Efeito do jato de areia no desempenho a longo

prazo da cerâmica dentária). J Biomed Mater Res B Appl Biomater. 2004; 71(2):381-6.

160. Guess PC, Zhang Y, Kim JW, Rekow ED, Thompson VP. Danos e fiabilidade do Y-TZP após tratamento da superfície de cimentação. J Dent Res. 2010; 89(6):592-6.

161. Blatz MB, Chiche G, Holst S, Sadan A. Influência do tratamento de superfície e do envelhecimento simulado nas forças de ligação dos agentes de cimentação à zircónia. Quintessence Int. 2007; 38(9):745-53.

162. M. Kern, A. Barloi, e B. Yang, "Surface conditioning influences zirconia ceramic bonding," *Journal of Dental Research*, vol. 88, no. 9, pp. 817-822, 2009.

163. Aboushelib MN. Avaliação da resistência da ligação zircónia/resina e da qualidade da interface utilizando uma nova técnica. J Adhes Dent. 2011; 13(3):255-60.

164. Aboushelib MN, Kleverlaan CJ, Feilzer AJ. Técnica de condicionamento por infiltração selectiva para uma ligação forte e duradoura de cimentos de resina a materiais à base de zircónia. J Prosthet Dent. 2007; 98(5):379-88.

165. M. Kern e V. P. Thompson, "Bonding to glass infiltrated alumina ceramic: adhesive methods and their durability," *The Journal of Prosthetic Dentistry*, vol. 73, no. 3, pp. 240-249, 1995.

166. Gavrilov D. Especificidade da ligação entre materiais cerâmicos e cimentos de resina [tese de mestrado]. Belgrado, Sérvia: Universidade de Belgrado, Faculdade de Medicina Dentária; 2009.

167. Obradovic-Djuricic K, Medic V, Gavrilov D, Balac I, Uskokovic P, Janackovic D, et al. A novel method for dental cements shear bond strenght measurement. IADR 88ª Sessão Geral e Exposição 2010; Barcelona, Espanha 2010. Resumo n.º 3949.

168. Obradovic-Djuricic K, Medic V, Zrilic M, Dodic S, Gavrilov D. Avaliação da resistência à fratura de dois materiais cerâmicos diferentes. 15º Congresso da BaSS; Tessalónica, Grécia 2010. Resumo nº 310.

169. Blatz MB. Sucesso clínico a longo prazo de restaurações posteriores em cerâmica pura. Quintessence Int. 2002; 33(6):415-26.

170. Rosentritt M, Behr M, van der Zel JM, Feilzer AJ. Resistência ao cisalhamento do cimento à zircónia. J Adhes Sci Technol. 2009; 23(7- 8):1125-32.

171. Hench LL. A história do biovidro. J Mater Sci: Mater Med. 2006;17:967-978.

172. Best SM, Porter AE, Thian ES, Huang J. Bioceramics: Past, present and for the future, Journal of the European Ceramic Society. 2008;28:1319-1327.

173. Dubok VA. Biocerâmica ¾ ontem, hoje, amanhã. Metalurgia do Pó e Cerâmica Metálica. 2000;39:7-8.

174. Hench L. Biocerâmica: Do conceito à clínica. J Am Ceram Soc. 1991;74(7):1487-1510.

175. Koch K, Brave D, Nasseh AA. Uma revisão da tecnologia biocerâmica em endodontia, Artigo CE. 2012;(4):6-12.

176. Koch K, Brave D. O aumento do uso de biocerâmica em endodontia. 2009:34-43.

177. Torabinejad M, Hong CU, McDonald F, Pitt Ford TR. Propriedades físicas e químicas de um novo material de obturação radicular. Jornal de Endodontia. 1995;21:349-53.

178. Koch K, Brave D. Tecnologia biocerâmica - o fator de mudança na endodontia.Endodontic Practice US. 2009;12:7-11.

179. Richardson IG. Os hidratos de silicato de cálcio, Cement and Concrete Research. 2008;38:137-158.

180. Yang Q, Troczynski T, Liu D. Influência de sementes de apatite na síntese de cimento de fosfato de cálcio. Biomaterials. 2002;23:2751-2760.

181. Hegde MN, Niaz F. Relatos de casos sobre a utilização clínica de pontos de hidróxido de cálcio como medicamento intracanal. Jornal de Endodontologia. 2006;18(1):23-27.

182. Kossev D, Stefanov V. Ceramics-based sealers as new alternative to currently used endodontic sealers. Investigação de selantes à base de cerâmica. 2009;1:42-48..

183. Taccio G, Corriera TC, Duarte M, Siqueira D, Gavini G. Avaliação da Radiopacidade, pH, liberação de íons cálcio e fluxo de um cimento biocerâmico para canal radicular. Journal of Endodontics. 2012;38(16):842-845.

184. Ghoneim AG, Lutfy RA, Sabet NE, Fayyad DM. Resistência à Fratura de Raízes Obturadas com Novos Sistemas de Obturação de Canais. J Endod. 2011;37:1590-2.

185. Tecnologia Biocerâmica em Endodontia Sakshi Malhotra1, Mithra N Hegde1* e Chitharanjan **Shetty-British** *Journal of Medicine & Medical Research, 4(12):2014.*

186. Jarcho M. Biomaterials aspects of calcium phosphates properties and applications. Dent Clin North Am. 1986;30:2547.

187. Suneelkumar C, Datta K, Srinivasan M, Kumar ST. Fosfato de cálcio bifásico em cirurgia periapical. J Conserv Dent. 2008;11(2):92-96.

188. De Groot K. Biocerâmica constituída por sais de fosfato de cálcio. Biomaterials. 1980;1:47-50.

189. Piecuch JF. Implantação extra-esquelética de uma cerâmica porosa de hidroxiapatite. J Dent Res. 1982;61:1458-60.

190. Jarcho M. Cerâmica de fosfato de cálcio como prótese de tecido duro. Clin Orthop Relat Res. 1989;157:259-78.

191. Daculsi G, LeGeros RZ, Lynch NE, Kerebel B. Transformação de cerâmica de fosfato de cálcio bifásico in vivo: Caracterização ultra-estrutural e físico-química. J Biomed Mater Res. 1989;23:883-94.

192. Gauthier O, Bouler JM, Aguado E, Legeros RZ. As condições de elaboração influenciam as propriedades físico-químicas e a bioatividade *in vivo* das cerâmicas macroporosas bifásicas de fosfato de cálcio. J Mat Sci. 1999;10:199-204.

193. Nery EB, LeGeros RZ, Lynch KL, Lee K. Resposta do tecido à cerâmica bifásica de fosfato de cálcio com diferentes proporções de HA/Btcp em defeitos ósseos periodontais. J Periodontal. 1992;63:729-35.

194. Cerâmica para restaurações dentárias - Uma introdução - Santiago Arango Santander: Dyna, Ano 77, Nro. 163, Pp. 2636. Medellin, setembro, 2010

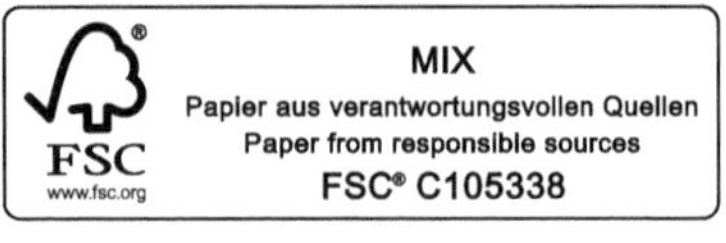

Printed by Books on Demand GmbH, Norderstedt / Germany